Pflege in Einfacher Sprache

Neurologie

Dieses Buch gehört

....

....

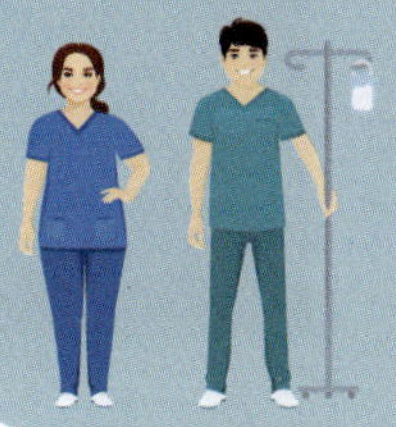

In der Reihe **Pflege in Einfacher Sprache** gibt es folgende Titel

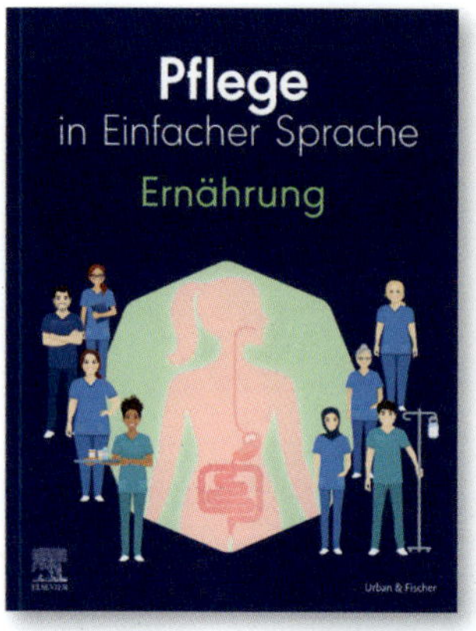

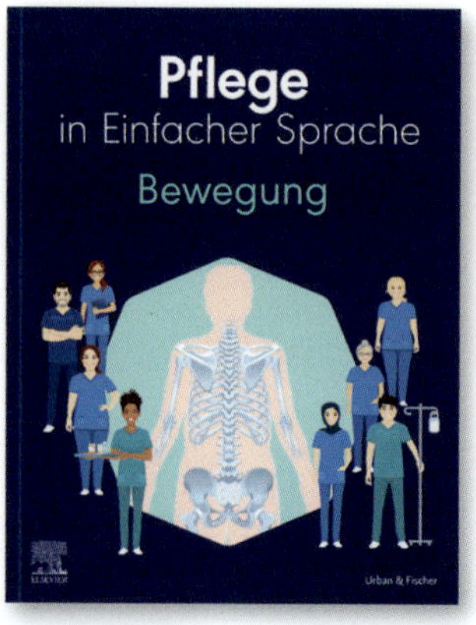

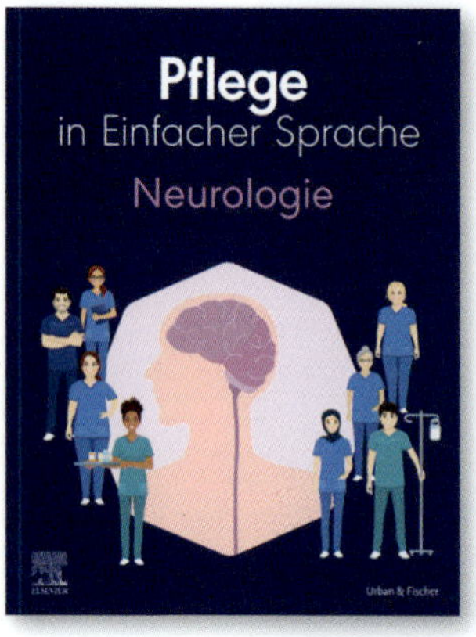

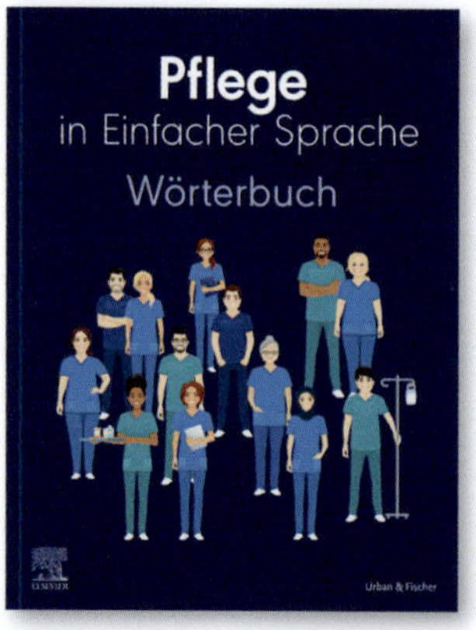

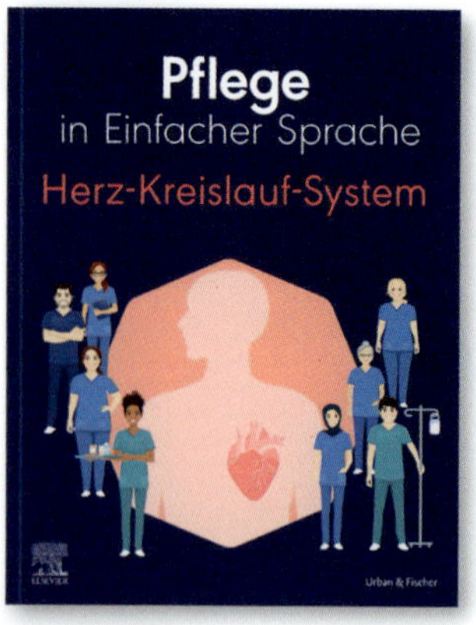

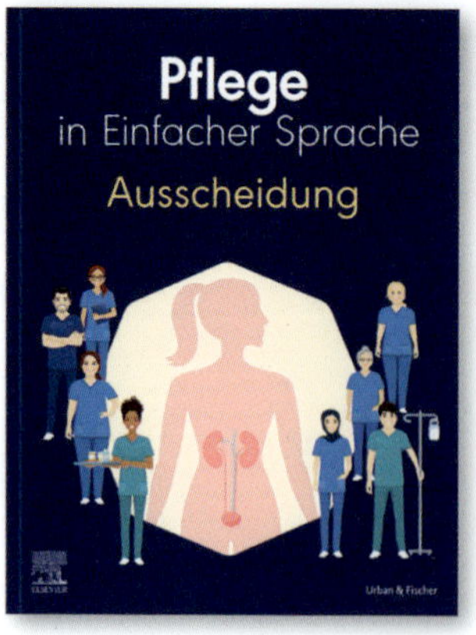

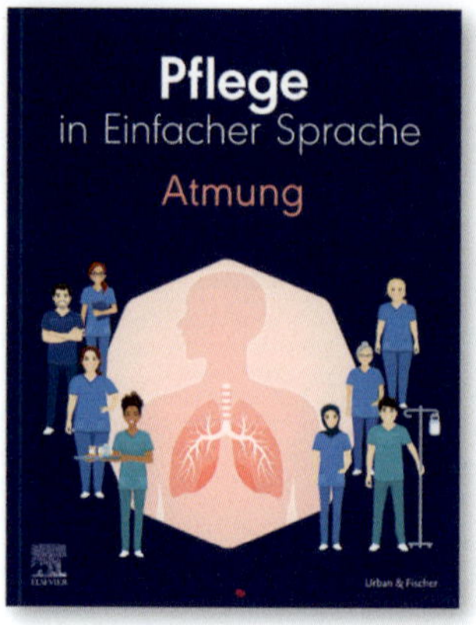

Pflege in Einfacher Sprache
Neurologie

Auswahl und Zusammenstellung der Inhalte: Diana Baer, München

Sprachliche Redaktion: Annette Gerstenkorn, Bochum

ELSEVIER

Elsevier GmbH, Bernhard-Wicki-Str. 5, 80636 München, Deutschland
Wir freuen uns über Ihr Feedback und Ihre Anregungen an kundendienst@elsevier.com

ISBN 978-3-437-25063-7
eISBN 978-3-437-05459-4

1. Auflage 2023

Wichtiger Hinweis für den Benutzer
Die medizinischen Wissenschaften unterliegen einem sehr schnellen Wissenszuwachs. Der stetige Wandel von Methoden, Wirkstoffen und Erkenntnissen ist allen an diesem Werk Beteiligten bewusst. Sowohl der Verlag als auch die Autorinnen und Autoren und alle, die an der Entstehung dieses Werkes beteiligt waren, haben große Sorgfalt darauf verwandt, dass die Angaben zu Methoden, Anweisungen, Produkten, Anwendungen oder Konzepten dem aktuellen Wissensstand zum Zeitpunkt der Fertigstellung des Werkes entsprechen.
Der Verlag kann jedoch keine Gewähr für Angaben zu Dosierung und Applikationsformen übernehmen. Es sollte stets eine unabhängige und sorgfältige Überprüfung von Diagnosen und Arzneimitteldosierungen sowie möglicher Kontraindikationen erfolgen. Jede Dosierung oder Applikation liegt in der Verantwortung der Anwenderin oder des Anwenders. Die Elsevier GmbH, die Autorinnen und Autoren und alle, die an der Entstehung des Werkes mitgewirkt haben, können keinerlei Haftung in Bezug auf jegliche Verletzung und/oder Schäden an Personen oder Eigentum, im Rahmen von Produkthaftung, Fahrlässigkeit oder anderweitig übernehmen.

Für die Vollständigkeit und Auswahl der aufgeführten Medikamente übernimmt der Verlag keine Gewähr.
Geschützte Warennamen (Warenzeichen) werden in der Regel besonders kenntlich gemacht (®). Aus dem Fehlen eines solchen Hinweises kann jedoch nicht automatisch geschlossen werden, dass es sich um einen freien Warennamen handelt.

Bibliografische Information der Deutschen Nationalbibliothek
Die Deutsche Nationalbibliothek verzeichnet diese Publikation in der Deutschen Nationalbibliografie; detaillierte bibliografische Daten sind im Internet über https://www.dnb.de abrufbar.

23 24 25 26 27 5 4 3 2 1

In ihren Veröffentlichungen verfolgt die Elsevier GmbH das Ziel, genderneutrale Formulierungen für Personengruppen zu verwenden. Um jedoch den Textfluss nicht zu stören sowie die gestalterische Freiheit nicht einzuschränken, wurden bisweilen Kompromisse eingegangen. Selbstverständlich sind **immer alle Geschlechter** gemeint.

Planung: Martina Lauster, München
Projektmanagement: Christine Kosel, München
Redaktion: Annette Gerstenkorn, Bochum
Bildrechteklärung: Katja Sieger-Schauer und Ramona Mühlberger, München
Layout: Christine Kosel und Nicole Kopp, München
Herstellung: Kadja Gericke, Dürnau
Satz: Thomson Digital, Noida/Indien
Druck und Bindung: EGEDSA Sabadell, Barcelona/Spanien
Umschlaggestaltung: Favoritbuero, München
Umschlagherstellung: SpieszDesign, Neu-Ulm
Titelbilder: Personen © Volha Hlinskaya/shutterstock, Organ © VectorMine/shutterstock

Aktuelle Informationen finden Sie im Internet unter **www.elsevier.de**

Vorwort

Liebe Leserin, lieber Leser,

„Wenn man etwas nicht einfach erklären kann, hat man es nicht verstanden.“
(A. Einstein)

Wir möchten, dass Sie alle Inhalte in der Pflegeausbildung verstehen.
Wir möchten, dass Sie Ihre Prüfung bestehen.
Wir möchten, dass Sie im Beruf richtig handeln und keine Fehler machen.

Sie interessieren sich für das Thema **Neurologie.**
Zum Thema Neurologie gibt es viele komplizierte Informationen und Zusammenhänge.
Dieses Buch ist deshalb in **Einfacher Sprache** geschrieben.

- Die Texte sind leichter zu verstehen als andere Texte.
- Es gibt wenige Fremdwörter.
- **Fachwörter** finden Sie hinten im Buch erklärt. Zusätzlich gibt es ein Wörterbuch in Einfacher Sprache in dieser Buchreihe.
- **Abbildungen** zeigen Ihnen die Wirklichkeit in der Praxis.
- **Farbige Kästen** heben wichtige Hinweise hervor.

Das bedeutet aber auch: Das Buch enthält nur die wichtigsten Informationen zu diesem Thema. Das Buch dient als Unterstützung und Ergänzung zu anderen Lehrbüchern.

In diesem Buch finden Sie eine Auswahl der Inhalte zum Thema **Neurologie.**
Zum Beispiel:

- Was muss ich beobachten? Was gehört überhaupt zur Neurologie?
- Wie erkenne ich neurologische Beschwerden? Wie erkenne ich einen Schlaganfall?
- Welche pflegerischen Handlungen führe ich durch? Zum Beispiel: Bobath-Konzept.
- Wie versorge ich eine Patientin mit Halbseitenlähmung? Wie versorge ich einen Patienten mit Wahrnehmungsstörungen?

Mit dieser Buchreihe möchten wir Ihnen helfen, komplizierte Zusammenhänge zu verstehen. Damit werden Sie sicher für Ihren Berufsalltag und für die Prüfungen.

München, Januar 2023
Lektorat Pflege im Namen aller Mitwirkenden

Hinweise für Leserinnen und Leser

In diesem Buch finden Sie Informationen zum Thema **Neurologie**.

- Allgemeine Grundlagen. Wie funktioniert das Gehirn? Welche Organe gehören noch zum Nervensystem?
- Was beobachten Sie beim Patienten?
- Wie erkennt man ein gesundes Nervensystem? Und wie ist es krankhaft verändert?
- Wie können Sie den Patienten bei Problemen vom Nervensystem unterstützen?
- Was ist eine Bewusstseinsstörung? Welche Ursachen für Bewusstseinsstörungen gibt es? Und wie kann man sie behandeln?
- Sie lernen wichtige Krankheiten kennen.

Wichtige Wörter in diesem Buch sind **fett** gedruckt. Diese Wörter helfen Ihnen dabei, einen schnellen Überblick zu bekommen.
Einige Wörter sind **fett** und gelb markiert. Zum Beispiel: **Hemisphäre**. Das sind Fachwörter zum Thema Neurologie Diese Wörter werden am Ende des Buches im Kapitel Fachwörter erklärt.
Einige Wörter sind *kursiv* gedruckt. Zum Beispiel: *Rezeptoren*. Das sind allgemeine Fachwörter.

Am Ende des Buches finden Sie:

- **Abkürzungen:** Die Bedeutung von Abkürzungen aus dem Buch wird erklärt.
- **Fachwörter:** Hier werden die fett gedruckten und gelb markierten Fachwörter aus dem Buch erklärt.
- **Stichwörter:** Alle wichtigen Stichwörter aus dem Buch sind hier alphabetisch geordnet. Die Seitenzahlen geben an, auf welcher Seite mehr dazu steht.

Zusätzlich gibt es ein Wörterbuch in dieser Buchreihe. Darin werden in Einfacher Sprache viele pflegerische und medizinische Fachwörter erklärt.

Folgende Kästen helfen Ihnen bei der Orientierung.

Begriffserklärung

Dieser Kasten erklärt wichtige Begriffe: Was bedeutet das?

Merkhilfe

Dieser Kasten gibt Hinweise zum einfachen Merken: Was ist wichtig?

Praxistipp

Dieser Kasten gibt Tipps für die Praxis: Wie setze ich das im beruflichen Alltag um?

Notfall

Dieser Kasten erklärt Notfallsituationen: Was mache ich bei einem Notfall?

Fehler gefunden?

An unsere Inhalte haben wir sehr hohe Ansprüche. Trotz aller Sorgfalt kann es passieren, dass sich ein Fehler einschleicht. Oder dass fachlich-inhaltliche Aktualisierungen notwendig geworden sind. Wenn ein relevanter Fehler entdeckt wird, stellen wir eine Korrektur zur Verfügung. Mit diesem QR-Code können Sie die Korrektur schnell abrufen.
https://else4.de/978-3-437-25063-7

Wir sind dankbar für jeden Hinweis. Damit helfen Sie uns, dieses Werk zu verbessern. Bitte richten Sie Ihre Anregungen, Lob und Kritik an folgende E-Mail-Adresse:
kundendienst@elsevier.com

Inhaltsverzeichnis

1 Neurologie

Begriffserklärung

Neurologie: Die Lehre des Nervensystems.

Das Nervensystem ist immer im Einsatz. Das Nervensystem verarbeitet Reize und der Körper reagiert darauf.
Reiz: Bezeichnung für etwas, das von außen kommt und eine Reaktion hervorruft.
Ein Reiz kann zum Beispiel sein: optisch, akustisch, thermisch.
Optisch bedeutet: mit dem Auge erkennbar.
Akustisch bedeutet: durch das Hören erkennbar.
Thermisch bedeutet: durch Wärme oder Kälte wahrnehmbar.
Das Nervensystem ist für viele Körperfunktionen zuständig.

Aufgaben des Nervensystems sind:

- Bewusstsein ermöglichen.
- Sprache ermöglichen.
- Handlungen planen. Handlungen durchführen.
- Den Aufbau von Beziehungen zu anderen Menschen ermöglichen. Ein Leben in der Gesellschaft ermöglichen.

Erkrankungen des Nervensystems beeinträchtigen Menschen. Zum Beispiel im Verhalten und im Charakter. Es kann zu Problemen bei der eigenen Versorgung im Alltag kommen.
Pflegefachpersonen beraten und begleiten Patienten. Wichtige Bestandteile bei der Versorgung von Patienten mit Erkrankungen des Nervensystems sind: die Orientierung am Patienten und die Orientierung an seinen Ressourcen.

Begriffserklärung

Ressource: Hilfsmittel des Patienten zur Bewältigung von Erkrankungen.
Die Hilfsmittel können sein: körperlich, finanziell, sozial oder psychisch.

Ressourcen können Dinge sein. Zum Beispiel: Geld, Kleidung oder ein Rollator. Ressourcen können aber auch nicht-materielle Dinge sein. Zum Beispiel: Bezugspersonen, Tiere, Erinnerungen, Wünsche.

Pflegefachpersonen kennen die **Konzepte** für die Versorgung von Patienten mit Einschränkungen des Nervensystems. Konzepte fördern ein selbstständiges Leben des Patienten. Konzepte sind zum Beispiel:

- Bobath-Konzept
- Basale Stimulation

1.1 Welche Organe sind beteiligt?

Das Nervensystem wird unterteilt in:

- Zentrales Nervensystem und
- peripheres Nervensystem

Das Zentrale Nervensystem

Zum Zentralen Nervensystem gehören **Gehirn** und **Rückenmark**.
Das **Z**entrale **N**erven**s**ystem wird in der Praxis abgekürzt als: **ZNS**.
Das Zentrale Nervensystem ist wie eine übergeordnete Einrichtung zur Kontrolle.

Das ZNS hat folgende Aufgaben:

- Das ZNS stimmt die Funktionen der Organe aufeinander ab.
- Das ZNS nimmt Informationen aus der Umwelt auf. Das ZNS verarbeitet diese Informationen und leitet Reaktionen ein.
- Das ZNS regelt wichtige Funktionen. Zum Beispiel: Sprache, Denken, Gefühle, Erinnerungen, Ich-Bewusstsein, Handeln, Wertvorstellungen.

Merkhilfe

Im Alter nimmt die Gedächtnisleistung ab.
Ursache: **Nervenzellen** und **Neurotransmitter** nehmen ab.

Die weiße und die graue Substanz

Wenn man das ZNS unter einem Mikroskop betrachtet, dann kann man zwei Abschnitte farblich unterscheiden:

- weißer Abschnitt
- grauer Abschnitt

Die Fachwörter dafür heißen: **weiße Substanz** und **graue Substanz**.
Die weiße Substanz und die graue Substanz bestehen aus Nervengewebe.
Weiße Substanz: besteht aus Nervenfasern und Nervenzellfortsätzen.
Graue Substanz: besteht aus Zellkörpern der **Neuronen** (Nervenzellen).

Im Folgenden werden einzelne Abschnitte des Gehirns besprochen:

- Großhirn
- Zwischenhirn
- Mittelhirn
- Brücke und verlängertes Mark
- Kleinhirn

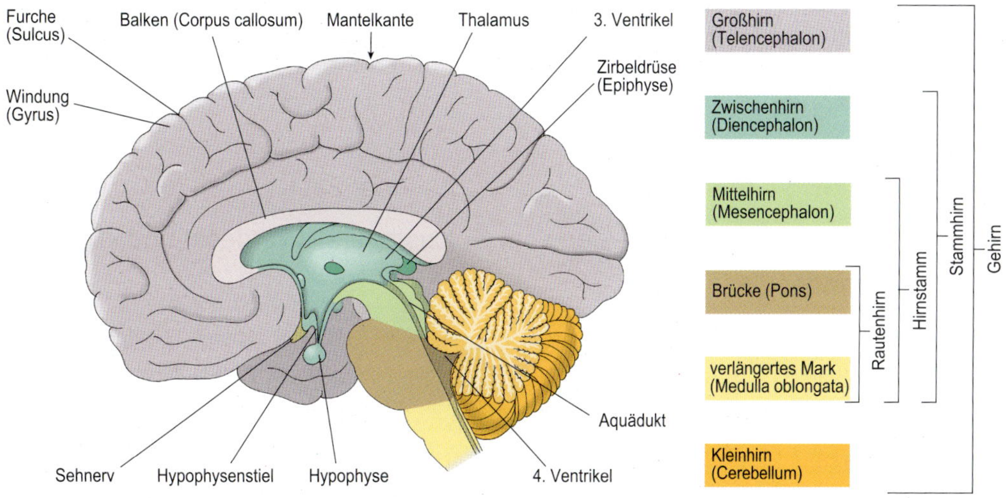

Abb. 1.1 Der Aufbau des Gehirns
[L190]

1

Das Großhirn

Das **Großhirn** ist der größte Teil im menschlichen Gehirn.
Das Großhirn besteht aus:

- Großhirnkernen
- Großhirnrinde
- weißer Substanz mit einigen großen Faserbahnen

Die Großhirnrinde

Die **Großhirnrinde** besteht aus einer dünnen Zellschicht. Diese Zellschicht besteht aus grauer Substanz.
Eine große Längsfurche teilt das Großhirn in die rechte Gehirnhälfte und die linke Gehirnhälfte.
Das Fachwort für Gehirnhälfte heißt: **Hemisphäre**.
Die beiden Hemisphären sind nur in der Tiefe durch ein querverlaufendes Fasersystem miteinander verbunden.
Das Fachwort für das querverlaufende Fasersystem heißt: **Balken**.
Jede Hemisphäre wird anatomisch in fünf **Lappen** gegliedert. Das Fachwort für Lappen heißt: **Lobus**.

- Stirnlappen
- Scheitellappen
- Hinterhauptslappen
- Schläfenlappen
- Insellappen. Die Insellappen werden vom Sulcus lateralis verdeckt und sind Teil der Großhirnrinde.

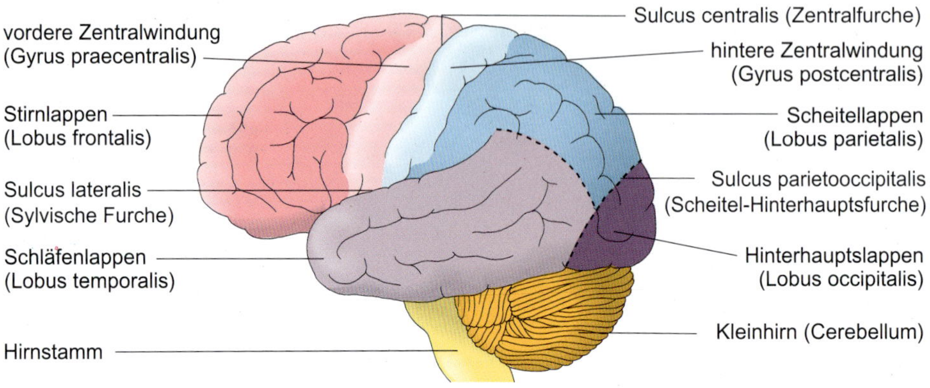

Abb. 1.2 Anatomische Einteilung des Gehirns [L190]

Die Großhirnrinde wird in verschiedene **Rindenfelder** eingeteilt. Diese Rindenfelder erfüllen folgende Funktionen:

- motorische Aufgaben (Bewegungen)
- sensorische Aufgaben (Sinneswahrnehmungen)

Die *sensorischen Rindenfelder* verarbeiten Informationen über Berührungen, Schmerzen, Sehen, Hören.
Die *motorischen Rindenfelder* verarbeiten Informationen über Planungen und Ausführungen **bewusster** Bewegungen.
Das **Broca-Sprachzentrum** reguliert die Aussprache und steuert das Sprechen.
Assoziationsfelder: Zusammenfassende Rindenfelder, in denen sensorische Informationen mit motorischen Informationen verknüpft werden.

Das **Großhirn** besteht weiterhin aus:

- Faserbahnen: Die Faserbahnen verbinden Rindenfelder mit anderen Zentren des Nervensystems.
- Pyramidenbahnen: Die Pyramidenbahnen leiten die Signale für die bewussten, willkürlichen Bewegungen weiter. Und zwar vom motorischen Rindenfeld zur Skelettmuskulatur.
- Basalganglien: Die Basalganglien koordinieren die Bewegungsabläufe. Und die Schnelligkeit der Bewegungen.
- Limbisches System: Das limbische System bewertet Erlebnisse, Sinneseindrücke, Erinnerungen. Es verbindet diese Eindrücke mit Gefühlen wie Angst, Freude, Wut, Abscheu.

Das Zwischenhirn

Das Zwischenhirn liegt zwischen Endhirn und Mittelhirn.
Wichtige Strukturen sind:

- Thalamus
- Hypothalamus und Hypophyse
- Epithalamus

Der Thalamus

Der Thalamus ist der größte Teil des Zwischenhirns.
Der Thalamus bewertet alle Reize auf dem Weg zur Großhirnrinde hin. Und auf dem Weg von der Großhirnrinde weg. Eine Ausnahme ist der Geruchssinn.
Die Großhirnrinde darf nicht zu viele Informationen bekommen. Deshalb leitet der Thalamus nur wichtige Informationen weiter.
Die Signale werden in der Großhirnrinde verarbeitet. Danach werden sie **bewusst wahrgenommen**. Der Thalamus hat somit eine wichtige Aufgabe für das **Bewusstsein**.
Weiterhin übermittelt der Thalamus Informationen vom Kleinhirn und von den Basalganglien zu den motorischen Rindenfeldern.

Der Hypothalamus

Der Hypothalamus nimmt Einfluss auf Körperfunktionen. Zum Beispiel:

- Hormonhaushalt
- Körpertemperatur
- Flüssigkeitshaushalt
- Kreislauffunktionen
- Nahrungsaufnahme und Energiehaushalt
- Entstehung von Gefühlen wie Aggressionen, Angst, Lust
- Fortpflanzung
- Schlaf

Die Hypophyse

Die Hypophyse reguliert den Hormonhaushalt.

Der Epithalamus

Der Epithalamus reguliert den Tag-Nacht-Rhythmus. Und er verschaltet sensorische Informationen. Zum Beispiel: Veränderung der Pupillen bei Lichteinfall. Oder das Wahrnehmen von Gerüchen.

Das Mittelhirn

Das Mittelhirn ist zuständig für:

- Bewegung der Augenmuskeln
- Körperhaltung
- Bewegungen
- Muskelspannung

Die Brücke und das verlängerte Mark

Die Brücke und das verlängerte Mark gehören zum Rautenhirn.
Das Fachwort für Brücke heißt: *Pons*.
Das Fachwort für verlängertes Mark heißt: *Medulla oblongata*.
Aufgaben des Pons sind unter anderem:

- Steuerung von Bewegungen
- Steuerung von Atmung und Herztätigkeit

Aufgaben der Medulla oblongata sind unter anderem:

- Regulieren von Atmung und Blutkreislauf
- Regulieren von Reflexen wie Würgereflex, Niesreflex, Saugreflex

Merkhilfe

Als **Hirnstamm** wird bezeichnet: Mittelhirn, Brücke und verlängertes Mark.
Als **Stammhirn** wird bezeichnet: die Einheit aus Hirnstamm und Zwischenhirn.

Das Kleinhirn

Das Kleinhirn besteht aus zwei **Hemisphären**.
Ähnlich wie das Großhirn besteht das Kleinhirn aus: Rinde, Kleinhirnkernen und Faserbahnen.
Aufgaben des Kleinhirns:

- motorische Handlungen wie Laufen, Sprechen
- Haltung und Bewegung

- Koordination von Bewegungen
- Erhaltung des *Muskeltonus*
- Erhaltung des Gleichgewichts
- Kontrolle der Augenbewegungen

Das Rückenmark

Das ZNS besteht aus Gehirn und Rückenmark. Das Rückenmark schließt direkt an das verlängerte Mark an. Das Rückenmark verläuft als Strang von der Halswirbelsäule bis zur Lendenwirbelsäule. Das Rückenmark wird von der Wirbelsäule geschützt.
Das Rückenmark vermittelt Informationen zwischen dem Gehirn und dem Rest des Körpers:

- Das Rückenmark leitet Reize zum Gehirn: aus dem peripheren Nervensystem, aus der Haut und aus den Muskeln.
- Das Rückenmark sendet motorische Befehle an die Muskeln.

Reflexe

Merkhilfe

Reflex: unmittelbare und unwillkürliche Antwort eines Muskels auf einen Reiz.

Das Rückenmark kann einfache Bewegungen ausführen, die nicht vom Gehirn gesteuert werden. Zum Beispiel Reflexe. Reflexe ermöglichen dem Körper eine schnelle Reaktion auf bestimmte Reize.
Man unterscheidet Eigenreflexe und Fremdreflexe.

Eigenreflex: Der Reflex tritt an der Stelle auf, wo er ausgelöst wurde.
Zum Beispiel der Patellarsehnenreflex: Ein kurzer Schlag auf die Sehne der Kniescheibe führt zu einer kurzzeitigen Dehnung des Muskels. Die Dehnung des Muskels ist nicht zu sehen. Das Bein ist im Knie gebeugt.
Danach zieht sich der Muskel wieder zusammen. Das Bein streckt sich plötzlich.

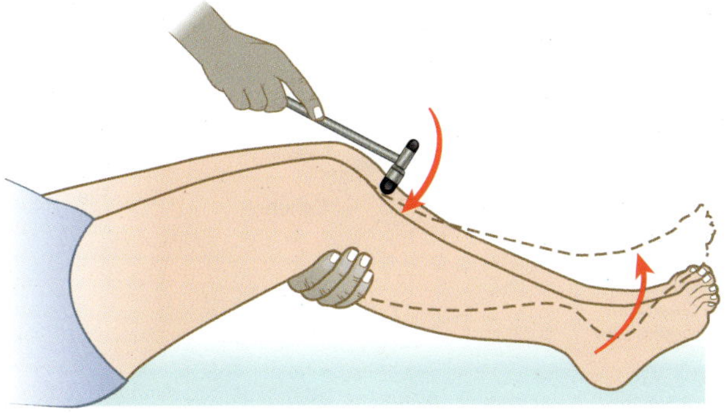

Abb. 1.3 Eine Möglichkeit, den Patellarsehnenreflex zu prüfen. [L255]

Fremdreflex: Der Reflex tritt auf Umwegen auf. Fremdreflexe sind zum Beispiel:

- Würgereflex: Die Reizung der Rachenhinterwand bewirkt ein Würgen.
- Lidschlussreflex: Die Berührung der Hornhaut bewirkt den Lidschluss.
- Pupillenreflex: Ein Lichteinfall ins Auge bewirkt eine Verengung der Pupillen.

Das periphere Nervensystem

Begriffserklärung

Peripheres Nervensystem: Dazu gehören alle Nervenzellen und Nervenbahnen außerhalb des ZNS. Also: Hirnnerven, Spinalnerven und die Verzweigungen bis in die Peripherie.
Peripherie bedeutet: vom Körperstamm entfernte Regionen.

Zum peripheren Nervensystem gehören:

- Hirnnerven
- Rückenmarknerven
- Ganglien: Ansammlungen von Nervenzellen außerhalb des ZNS

Die Hirnnerven

Es gibt zwölf Paare von Hirnnerven.
Die Hirnnerven treten aus kleinen Öffnungen im Schädel aus. Von dort gehen die Hirnnerven zu den verschiedenen Organen.
Die Hirnnerven haben viele verschiedene Funktionen.
Abbildung 1.4 zeigt: die Austrittstellen, Funktionen und Namen der einzelnen Hirnnerven.

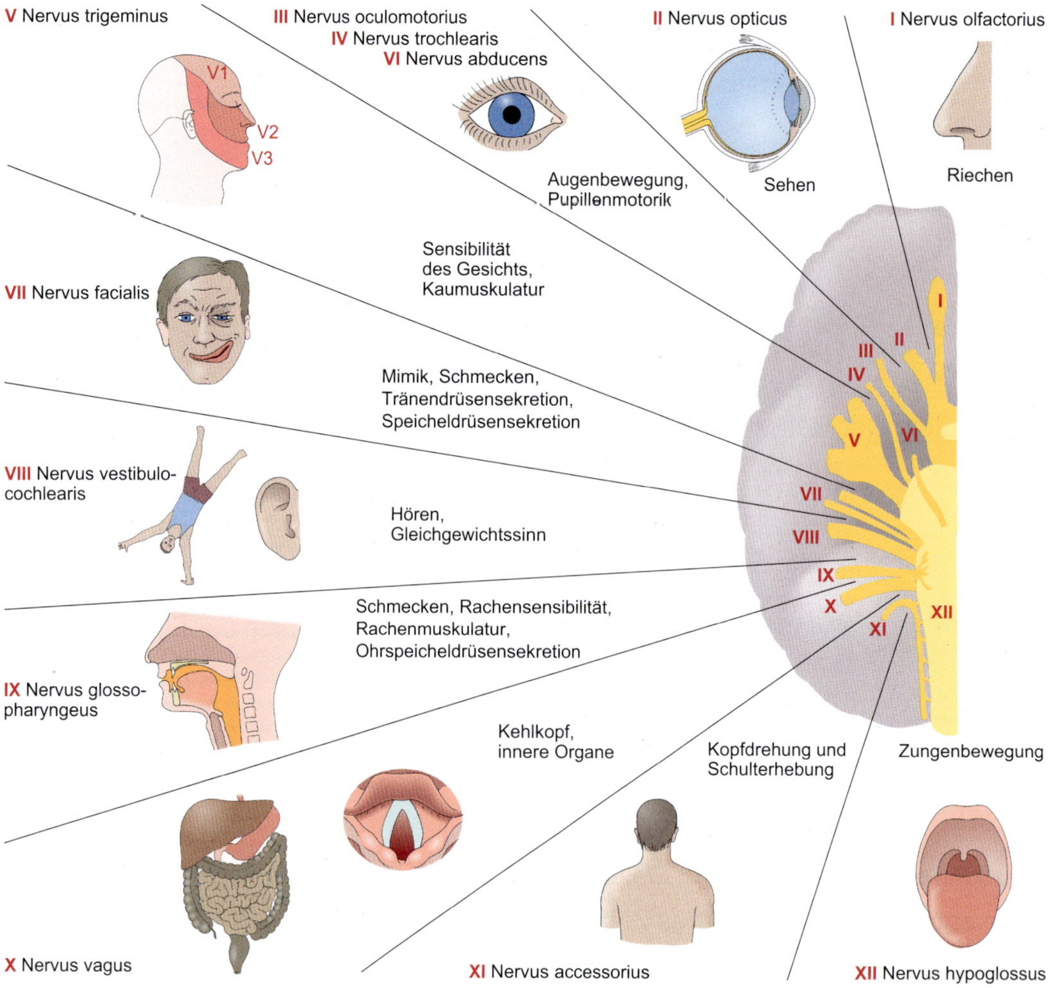

Abb. 1.4 Die 12 Hirnnerven mit Funktionen. Die Austrittsstellen der Hirnnerven aus dem Gehirn. [L190]

Das vegetative Nervensystem

Das **vegetative** Nervensystem wird auch autonomes Nervensystem genannt.

> **Begriffserklärung**
>
> **Vegetativ** bedeutet: unbewusst.
>
> **Autonom** bedeutet: eigenständig.

Das vegetative Nervensystem steuert und reguliert alle unwillkürlichen Organfunktionen. Zum Beispiel:

- Geschlechtsorgane
- Herz
- glatte Muskulatur

Diese Regulation erfolgt unbewusst. Der Mensch hat keinen Einfluss darauf.
Das vegetative Nervensystem setzt sich zusammen aus Anteilen des Zentralen Nervensystems und des peripheren Nervensystems.
Der periphere Anteil des vegetativen Nervensystems besteht aus **Sympathikus** und **Parasympathikus**.
Sympathikus und Parasympathikus sind Gegenspieler: Der Sympathikus steigert die Aktivität eines Organs. Der Parasympathikus ist für die Ruhephasen zuständig.

Tab. 1.1 Wirkung von Sympathikus und Parasympathikus auf verschiedene Organe

Organ	Wirkung des Sympathikus	Wirkung des Parasympathikus
Schweißdrüse	Steigerung der Sekretion	unbekannt
Pupille	Erweiterung der Pupille	Verengung der Pupille
Herzmuskel	Steigerung Herzfrequenz und Steigerung der Kontraktion	Abnahme der Herzfrequenz und Verringerung der Kontraktion
Harnblase	Anspannung der Muskulatur und Zurückhalten von Urin	Entleerung der Blase
Muskeln	Erweiterung	unbekannt
Sexualorgane beim Mann	Auslösung *Ejakulation*	Auslösung *Erektion*
Verdauungsorgane	geringe Darmbewegungen	erhöhte Darmbewegungen
Haut	Haare stellen sich auf, erhöhte Schweißproduktion	unbekannt
Lunge	Erweiterung der Bronchien	Verengung der Bronchien

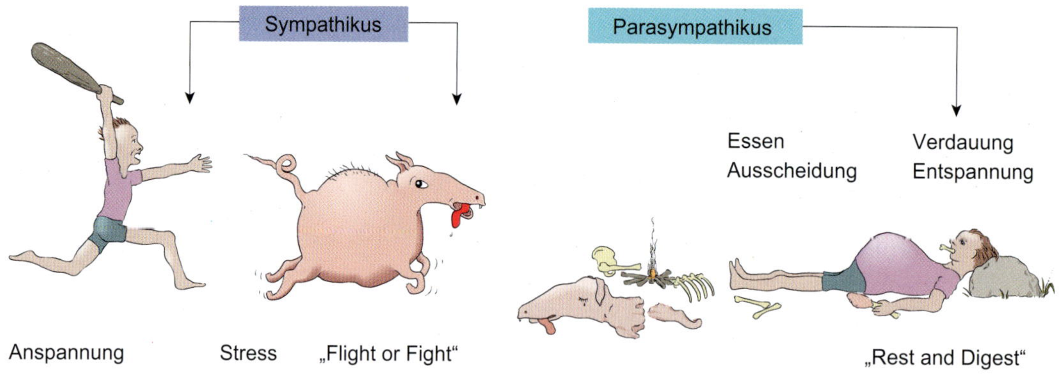

Abb. 1.5 Die Funktionen von Sympathikus und Parasympathikus. Hier in Form einer Bildergeschichte. Ein Mensch jagt und erlegt ein Tier: Sympathikusphase.
Dann wird das Tier gegessen und verdaut: Parasympathikusphase.
[L190]

Merkhilfe

Für den Sympathikus wird häufig die englische Merkhilfe „fight or flight" genutzt. Das bedeutet übersetzt: kämpfen oder fliehen. Der Ausdruck bezieht sich auf den Menschen in der Steinzeit. Damals musste der Körper schnell reagieren, wenn der Mensch von einem Tier angegriffen wurde.
Der Parasympathikus wird mit „rest and digest" bezeichnet. Das bedeutet: ausruhen und verdauen.

2 Beobachtung des Patienten

Die **Beobachtung** des Patienten ist eine **wichtige Aufgabe** der Pflegefachpersonen. Beobachtung ist eine Maßnahme zur Überprüfung des Gesundheitszustands. Durch genaues Beobachten gewinnt man Informationen über den Patienten. Diese Informationen braucht man, um Entscheidungen für die Versorgung des Patienten zu treffen.

2.1 Wer braucht eine genaue Beobachtung?

Pflegefachpersonen führen eine **genaue Beobachtung der neurologischen Funktionen** durch bei:

- der Aufnahme des Patienten
- Patienten mit Erkrankungen des Gehirns oder der Wirbelsäule
- frisch operierten Patienten
- bewusstlosen Patienten
- Patienten mit eingeschränktem Bewusstsein
- Neugeborenen
- Frühgeborenen
- Patienten mit Bewegungsstörungen
- Patienten mit Sprachstörungen
- Patienten mit Gangstörungen
- schwer kranken Patienten
- intensivpflichtigen Patienten
- Patienten mit Einschränkungen des Sehens oder Hörens
- demenziell erkrankten Patienten

2.2 Was beobachten Pflegefachpersonen?

Die genaue Beobachtung des Bewusstseins beginnt bei der **Anamnese**.

Begriffserklärung

Anamnese: Das Erfragen der Vorgeschichte des Patienten. Die Anamnese beinhaltet Krankheiten, Lebensumstände und Gewohnheiten. Sie beinhaltet auch familiäre und soziale Faktoren.

Pflegefachpersonen beobachten beim Patienten:

- das Bewusstsein und die Wachheit
- Denken, Konzentration, Gedächtnis
- die Sensibilität und Wahrnehmung
- die Sprache und das Sprechen
- Schlafstörungen
- Sehstörungen
- Schluckstörungen
- Lähmungen an Armen oder Beinen

Beobachtung des Bewusstseins

Begriffserklärung

Bewusstsein: Wissen um die eigene Person und die Umwelt.
Es gibt keine anatomische Struktur, zu der man das Bewusstsein eindeutig zuordnen kann.
Bewusstes Wahrnehmen und Denken ist zwar in der Großhirnrinde verankert. Allerdings wird das Bewusstsein auch noch von anderen Strukturen im Gehirn beeinflusst.

Das **Bewusstsein** kann nicht gemessen werden.
Das Bewusstsein kann auch nicht auf alle Menschen in gleicher Weise übertragen werden wie die Funktion des Herzschlags oder die Ausscheidung.

Um sich seiner selbst bewusst zu sein, sind erforderlich:

- Wachheit
- Sensibilität und Wahrnehmung
- Aufmerksamkeit und Konzentration
- Gedächtnis und die Fähigkeit, sich etwas zu merken
- Orientierung zur Person, zur Zeit, zum Ort und zur Situation
- Denkvermögen und Vorstellungskraft
- Verhalten und Selbstkontrolle
- Antrieb
- Reaktionsfähigkeit und Fähigkeit zum Handeln
- gewisser Grad an Intelligenz

Wenn all diese Fähigkeiten vorhanden sind, dann verfügt der Mensch über volles Bewusstsein.
Ein Mensch mit vollem Bewusstsein

- ist wach und ansprechbar.
- handelt sinnhaft von sich aus.
- reagiert prompt und angemessen.
- kommt Aufforderungen nach.

Das Fachwort für die volle Wachheit heißt: **Vigilanz**.

Die Grenzen hin zur Bewusstseinsstörung sind fließend. Kleine Einschränkungen im Bewusstsein bleiben lange unbemerkt. Oder sie zeigen sich nur in bestimmten Situationen.
Die Erfassung des Bewusstseins geschieht im alltäglichen Kontakt.
Pflegefachpersonen erkennen, ob der Patient: Kontakt aufnimmt, orientiert ist, Anweisungen nachkommt, zielgerichtet handelt oder sich Gesagtes merken kann.

In der Praxis gibt es Leitfäden für die Einschätzung des Bewusstseins.
Das Fachwort für einen Leitfaden zur Einschätzung heißt: *Assessment*.
Zum Beispiel ist die Glasgow-Koma-Skala ein Assessment-Instrument.
Diese Skala wird oft in der Notfallmedizin angewendet.

Neurologische Funktion	Reaktion des Patienten	Bewertung (Punkte)
Augen öffnen	spontan auf Ansprechen auf Schmerzreiz kein Öffnen	4 3 2 1
verbale Reaktion	orientiert verwirrt, desorientiert unzusammenhängende Worte unverständliche Worte keine verbale Reaktion	5 4 3 2 1
motorische Reaktion auf Schmerzreize	Befolgen von Aufforderungen gezielte Schmerzabwehr ungezielte Schmerzabwehr (sogenannte Massenbewegungen) Beugesynergien (Beugehaltung) Strecksynergien (Streckhaltung) keine motorische Reaktion	6 5 4 3 2 1

Abb. 2.1 Glasgow-Koma-Skala [F201-010]

Praxistipp

Anwendung der Glasgow-Koma-Skala

Die Glasgow-Koma-Skala wurde ursprünglich zum Einsatz bei Patienten mit akuten Schädel-Hirn-Traumata entwickelt.

Die Skala wird auch zur allgemeinen Einschätzung von Bewusstseinsstörungen eingesetzt.

Die Skala darf nicht bei langfristig pflegebedürftigen oder desorientierten Menschen angewendet werden. Pflegebedürftige und desorientierte Menschen reagieren auf Schmerzreize unter Umständen mit einem weiteren Rückzug.

Ein gesunder Mensch erreicht insgesamt die maximale Punktzahl von 15 Punkten.

Eine Bewertung unter 8 Punkten spricht für eine sehr schwere Störung des Bewusstseins.

Veränderungen des Bewusstseins

Begriffserklärung

Bewusstseinsstörungen: Veränderungen der Bewusstseinslage.

Man unterscheidet:

- Quantitative Bewusstseinsstörungen: Verminderung des Bewusstseins. Der Patient ist nicht ganz wach. Man unterscheidet verschiedene Stufen von Wachheit.
- Qualitative Bewusstseinsstörungen: Veränderung des Bewusstseins ohne Bewusstlosigkeit. Der Patient ist wach.

Quantitative Bewusstseinsstörungen

Quantitative Bewusstseinsstörungen zeigen sich durch eine veränderte Vigilanz.

- **Hypervigilität**: Steigerung der allgemeinen Aufmerksamkeit. Erleben einer besonders klaren Wirklichkeit. Zum Beispiel: bei Einnahme von Amphetaminen (Substanzen mit stimulierender Wirkung) oder anderen zentralwirksamen Substanzen. Oder im Zusammenhang mit einer manischen Gefühlslage. Das Fachwort für ein intensives Hochgefühl heißt: *Manie*.
- **Benommenheit**: Der Patient wirkt leicht schläfrig. Die Aufnahme und die Verarbeitung von Informationen sind verlangsamt. Der Patient reagiert verzögert.
- **Somnolenz**: Der Patient ist stark benommen und schläfrig. Er ist leicht erweckbar. Die Auffassungsgabe und die Orientierung des Betroffenen sind herabgesetzt.
- **Sopor**: Der Patient schläft tief. Nur starke Reize wie Schmerzreize können den Patienten kurzzeitig wecken. In diesem Zustand zeigt der Patient keine normalen sprachlichen Äußerungen. Manchmal macht der Patient unverständliche Laute. Zum Beispiel ein Murmeln. Die Reflexe sind erhalten.
- **Koma**: Der Patient ist bewusstlos. Er ist nicht erweckbar. Im tiefen Koma fehlen die Pupillenreflexe, *Kornealreflex* (Lidschlussreflex) und Muskeleigenreflexe. Die Vitalfunktionen können beeinträchtigt sein.
- **Wachkoma:** Ein Sonderfall des Komas. Der Patient ist tief bewusstlos, aber die Vitalfunktionen sind nicht eingeschränkt. Der Zustand wird auch das Syndrom der reaktionslosen Wachheit oder apallisches Syndrom genannt.

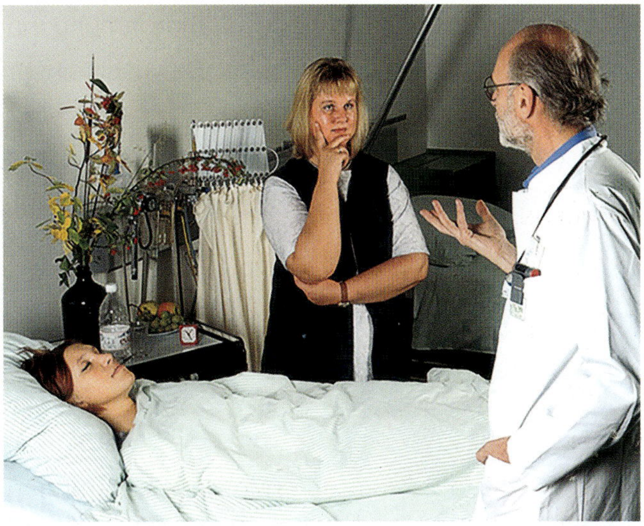

Abb. 2.2 Das Koma ist ein vollständiger Bewusstseinsverlust. [K183]

Notfall

Eine neue Minderung der Vigilanz oder eine neue Bewusstseinsveränderung ist immer ein **Notfall**!
Je stärker das Gehirn beeinträchtigt ist, umso stärker ist auch die Bewusstseinsveränderung.
Pflegefachpersonen informieren umgehend einen Arzt. Häufig ist sofortiges Handeln notwendig.

Qualitative Bewusstseinsstörungen

Qualitative Bewusstseinsstörungen zeigen sich durch eine Veränderung des Bewusstseins beim wachen Patienten.

- **Bewusstseinstrübung**: Der Patient kann die eigene Person und die Umwelt nicht verstehen. Das Denken, das Verhalten und die Kommunikation des Patienten sind eingeschränkt. Hinzu kommen oft: Desorientiertheit, Angst, **Halluzinationen**, Störung des Schlaf-Wach-Rhythmus und *vegetative* Störungen, die lebensbedrohlich sein können. Die Bewusstseinseintrübung kann kontinuierlich auftreten. Oder auch nur zeitweise.
- **Bewusstseinseinengung**: Das Bewusstsein des Patienten ist eingeschränkt. Der Patient nimmt nur einen bestimmten Aspekt wahr. Oft ist dieses Erleben traumähnlich verändert. Der Patient reagiert vermindert auf Reize von außen. Konkrete Aufforderungen kann der Patient noch erfüllen.
- **Bewusstseinsverschiebung**: Der Patient erlebt eine Bewusstseinssteigerung hinsichtlich Wachheit und der Wahrnehmung innerer und äußerer Vorgänge. Oder der Patient erlebt ein Gefühl der Bewusstseinserweiterung.

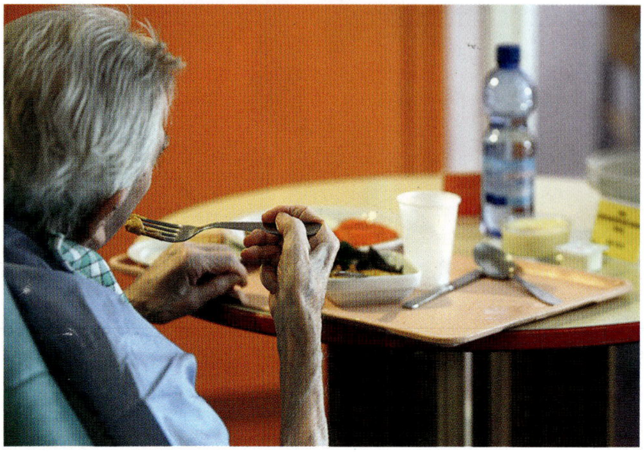

Abb. 2.3 Bei Bewusstseinsstörungen sind viele alltägliche Handlungen nur noch mit großer Anstrengung möglich. Zum Beispiel die Nahrungsaufnahme. [J787]

Ursachen für Bewusstseinsstörungen

Die Ursachen für eine **Bewusstseinsstörung** sind sehr vielfältig.

- Direkte Ursachen sind: Schädel-Hirn-Traumata, Schlaganfall, Hirntumoren, toxische Schädigung durch Sedativa, starke Analgetika, Alkohol, Drogen.
- Indirekte Ursachen sind: Funktionsstörungen im Organismus durch Sauerstoffmangel, *Hypoglykämie* und *Hyperglykämie* (Abfall oder Anstieg des Blutzuckers), Leberinsuffizienz und Niereninsuffizienz.

Beobachtung der Sensibilität und Wahrnehmung

Begriffserklärung

Sensibilität: Fähigkeit zur Aufnahme von Sinnesreizen. Die Sinnesreize werden über die Sinnesorgane wahrgenommen. Es erfolgt ein Weiterleiten der Informationen.
Wahrnehmung: unbewusstes Verarbeiten von Sinneseindrücken. Das Verarbeiten läuft automatisch ab. Das Verarbeiten ist abhängig von: momentaner Stimmung, Interessen, Motivation, Vorerfahrungen, Wissen, Vorurteilen.

Die 5 Sinnesorgane des Menschen sind: Augen, Ohren, Nase, Zunge, Haut. *Rezeptoren* in Muskeln, Sehnen, Gleichgewichtsorgan werden *Propriozeptoren* genannt.

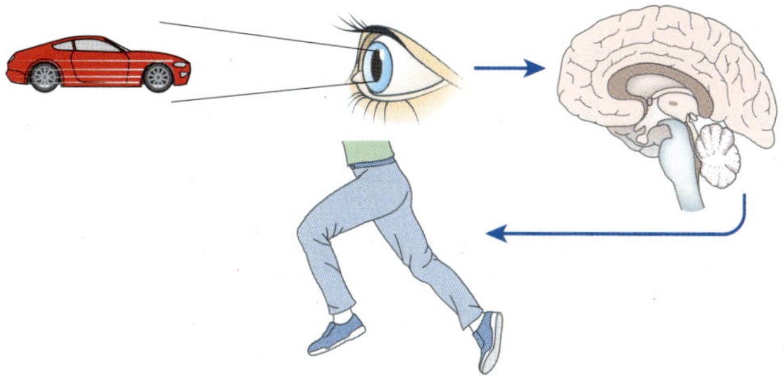

Abb. 2.4 Ablauf von Sensibilität, Wahrnehmung, Bewertung und Reaktion. Ein Mensch läuft auf der Straße. Ein schnell fahrendes Auto kommt auf ihn zu. Das Auge nimmt das Auto wahr. Das Auge leitet die Information zum Gehirn weiter. Im Großhirn wird das Auto wahrgenommen. Es wird als gefährlich bewertet. Vom Gehirn aus werden über das motorische Nervensystem die Muskeln aktiviert, die das Weglaufen möglich machen. [L234]

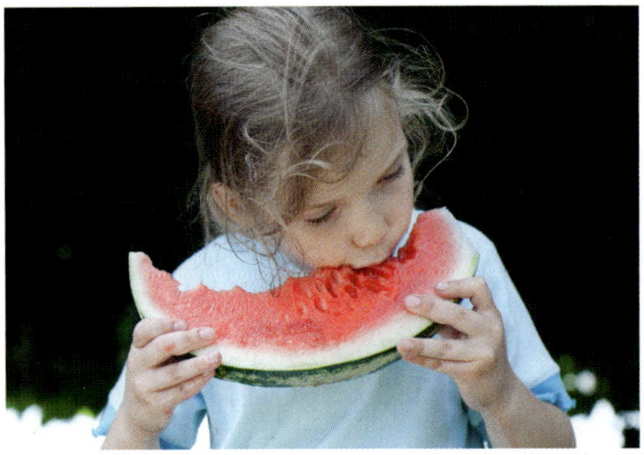

Abb. 2.5 Schmecken gehört zu den menschlichen Sinnen. Die Wahrnehmung erfolgt mit den Geschmacksknospen auf der Zunge.
[J812-006]

Die Sinnesorgane nehmen Reize auf. Über die Propriozeptoren werden diese Reize und Informationen an das ZNS weitergeleitet. Das ist **Sensibilität**.
Im Gehirn werden diese Informationen bewertet und interpretiert. Das ist **Wahrnehmung**. Vorher dient der Thalamus als Filter. Der Thalamus entscheidet, welche Informationen ins Großhirn weitergeleitet und bewusst gemacht werden.
Die Reaktion auf einen Reiz wird dann über das periphere Nervensystem zu den Muskeln oder zu den inneren Organen geleitet. Die Muskeln oder die Organe führen die Reaktion aus.

Merkhilfe

Die menschlichen Sinne
Für jeden Sinn gibt es ein Sinnesorgan.
Die klassischen **5 Sinne** des Menschen sind:

1. Hören (*auditive* Wahrnehmung mit den Ohren)
2. Riechen (*olfaktorische* Wahrnehmung mit der Nase)
3. Schmecken (*gustatorische* Wahrnehmung mit der Zunge)
4. Sehen (*visuelle* Wahrnehmung mit den Augen)
5. Tasten (*taktile* Wahrnehmung mit der Haut)

Es gibt die **Oberflächensensibilität** und die **Tiefensensibilität**.
Oberflächensensibilität: gibt Rückmeldung über den Tastsinn zu Druck, Temperatur und Schmerzen.
Tiefensensibilität: gibt Rückmeldung zur Position des Körpers und zur Haltung im Raum.
Pflegefachpersonen können mit verschiedenen Methoden die Empfindungen des Patienten überprüfen.
Die Unterschiede der Methoden werden in der Tabelle erklärt.

Tab. 2.1 Prüfungen der Sensibilität

Oberflächensensibilität	Tiefensensibilität
Berührungsempfinden: Der Patient hat die Augen geschlossen. Die Pflegefachperson berührt den Patienten mit den Fingerkuppen oder einem Pinsel an einer Körperstelle. Der Patient soll angeben, ob er eine Berührung spürt.	**Bewegungsempfinden**: Der Patient hat die Augen geschlossen. Die Pflegefachperson bewegt einen Finger des Patienten. Der Patient soll die Bewegungsrichtung angeben.
Schmerzempfinden: Die Pflegefachperson sticht den Patienten mit einem Gegenstand in die Fingerkuppe. Der Patient soll angeben, ob er einen Schmerz spürt.	**Lageempfinden**: Der Patient hat die Augen geschlossen. Die Pflegefachperson winkelt ein Bein des Patienten an. Der Patient soll diese Lage auf der anderen Seite nachmachen.
Temperaturempfinden: Die Pflegefachperson berührt den Patienten mit zwei Reagenzgläsern. Ein Reagenzglas ist mit heißem Wasser gefüllt. Ein anderes Reagenzglas ist mit kaltem Wasser gefüllt. Der Patient soll sagen, ob er kalt oder heiß spürt.	**Kraftempfinden**: Der Patient bekommt zwei unterschiedliche Gegenstände in die Hände. Das Gewicht der Gegenstände ist unterschiedlich. Der Patient soll angeben, welcher Gegenstand schwerer ist.

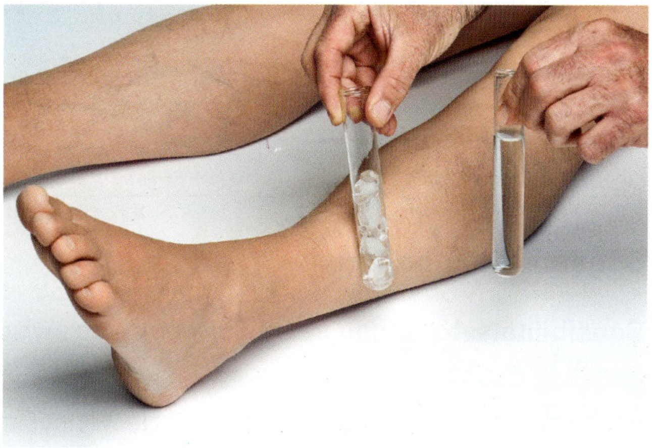

Abb. 2.6 Prüfung des Temperaturempfindens auf der Haut mit Reagenzgläsern [G927]

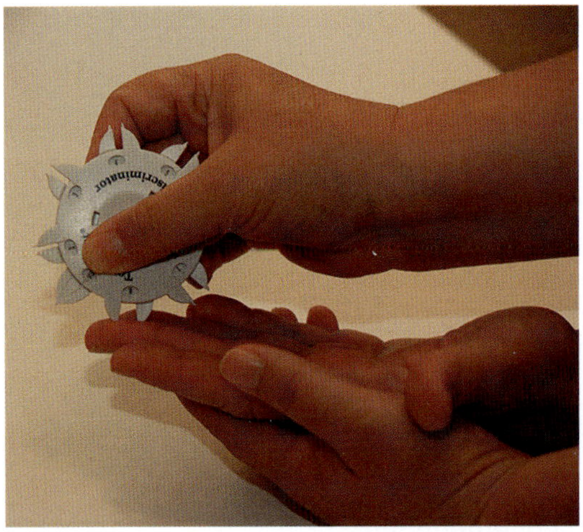

Abb. 2.7 Testung der Oberflächensensibilität an der Fingerkuppe des Patienten [P669]

Veränderungen der Sensibilität und Wahrnehmung

Begriffserklärung

Sensibilitätsstörungen: Gestörte Wahrnehmung von Berührung, Temperatur, Schmerzen und Tiefensensibilität. Man unterscheidet:

- Störungen der Oberflächensensibilität und
- Störungen der Tiefensensibilität

Wahrnehmungsstörung: Störung in der Verarbeitung von Sinneseindrücken im Zentralen Nervensystem. Dabei sind folgende Fähigkeiten gestört:

- Sinnesreize zu bewerten
- Sinnesreize bewusst wahrzunehmen
- Sinnesreize zu verarbeiten

Sensibilitätsstörungen

Sensibilitätsstörungen treten auf dem Weg zwischen dem Sensor in der Peripherie und dem Großhirn auf.
Fast jede Erkrankung von peripherem Nervensystem, Rückenmark und Gehirn kann eine Sensibilitätsstörung hervorrufen.
Störungen der Oberflächensensibilität können sein:

- **Hypästhesie**, **Anästhesie**: Das Empfinden von Berührungen ist vermindert oder fehlt ganz.

- **Dysästhesie**, **Parästhesie**: Missempfindungen wie Kribbeln, elektrisierende Schmerzen.
- **Thermhypästhesie**, **Thermanästhesie**: Das Empfinden von Temperatur ist vermindert oder fehlt ganz.
- **Wärmehyperästhesie**, **Kältehyperästhesie**: Überempfindlichkeit gegenüber Wärme oder Kälte.
- **Hypalgesie**, **Analgesie**: Das Empfinden von Schmerzen ist vermindert oder fehlt ganz.
- **Hyperpathie**: Das Empfinden von Schmerzen ist gesteigert.
- **Neuralgien**: Wiederkehrende heftige Schmerzattacken im Versorgungsgebiet eines peripheren Nervs.

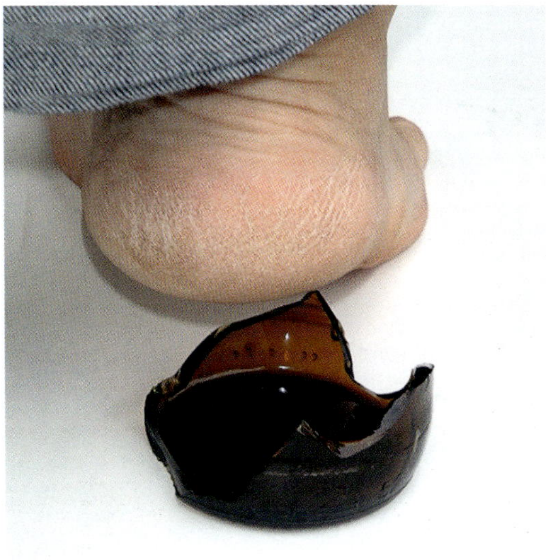

Abb. 2.8 Patienten mit Sensibilitätsstörungen nehmen Schmerzen oft nicht richtig wahr. Ein Tritt in eine Glasscherbe wird dann nicht als schmerzhaft empfunden. Die Folge sind Verletzungen oder Entzündungen. [M294]

Patienten mit einer geblockten Trachealkanüle verlieren häufig den Geschmackssinn und den Geruchsinn.

Praxistipp

Bei Erkrankungen am Auge oder am Ohr und bei alten Menschen sind Sehsinn und Hörsinn beeinträchtigt.

Störungen der Tiefensensibilität zeigen sich durch: Schwindel, Gangunsicherheit und fehlende Orientierung im Raum. Zum Beispiel bei Polyneuropathie (Folgeerkrankung von Diabetes).

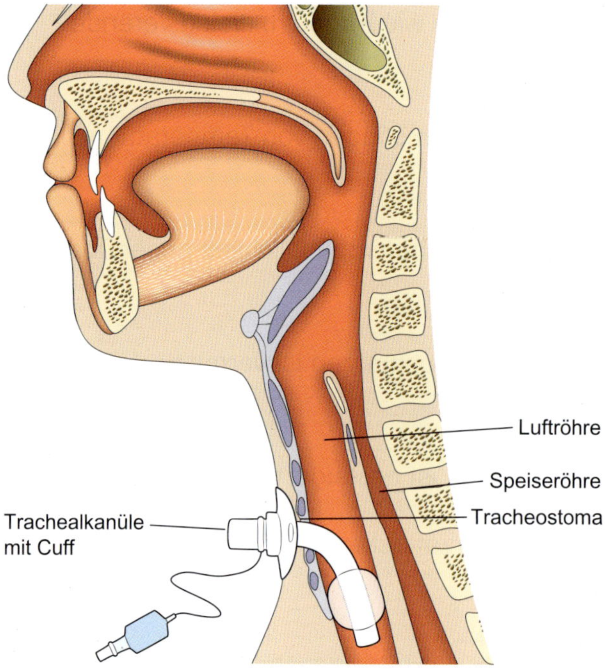

Abb. 2.9 Trachealkanüle mit Cuff. Die geblockte Trachealkanüle kann zum Verlust von Geschmackssinn und Geruchssinn des Patienten führen. [L264]

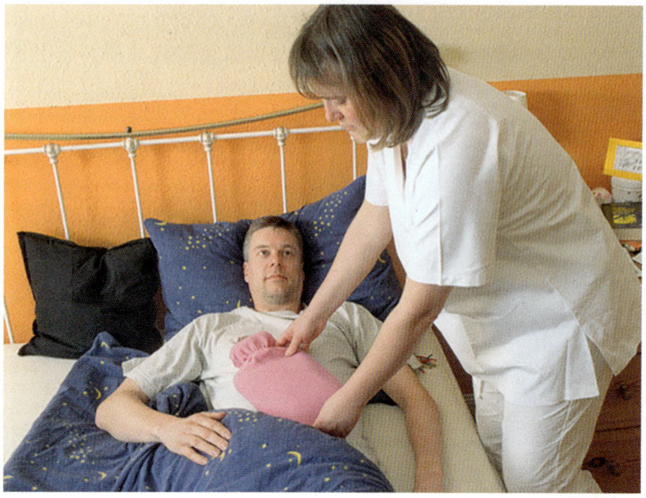

Abb. 2.10 Bei Patienten mit Thermhypästhesie oder Thermanästhesie kann das Anwenden einer Wärmflasche gefährlich werden. Patienten erkennen nicht, wenn es zu heiß ist. Dadurch können Verbrennungen auftreten. [K115]

Wahrnehmungsstörungen

Begriffserklärung

Wahrnehmungsstörung: Störung in der Verarbeitung von Sinneseindrücken im Zentralen Nervensystem.
Man unterscheidet:

- **Quantitative Wahrnehmungsstörungen**: Die Wahrnehmung ist vermindert oder gesteigert.
- **Qualitative Wahrnehmungsstörungen**: Die Wahrnehmung ist verändert. Oder es gibt eine Wahrnehmung ohne Sinnesreize. Zum Beispiel: Der Patient hört Geräusche, die es nicht gibt.

Bei einer **Wahrnehmungsstörung** ist die Funktion der Sinnesorgane intakt: Das Ohr hört, die Nase riecht, die Augen sehen und die Haut fühlt.
Der Reiz kommt bis ins Gehirn. Im Gehirn wird der Reiz aber nicht richtig ausgewählt. Der Reiz wird nicht bewusst wahrgenommen. Der Reiz wird nicht angemessen verarbeitet. Er wird oft falsch eingeschätzt.
Das hat Auswirkungen auf die Reaktion des Betroffenen.
Ursachen für Wahrnehmungsstörungen sind:

- Schlaganfall
- Demenz
- Gehirntumoren
- Gehirnentzündungen
- Alkoholintoxikation
- Einnahme von Drogen
- angeborene Störungen bei genetischen Syndromen
- erworbene Störungen wie Sauerstoffmangel während der Geburt

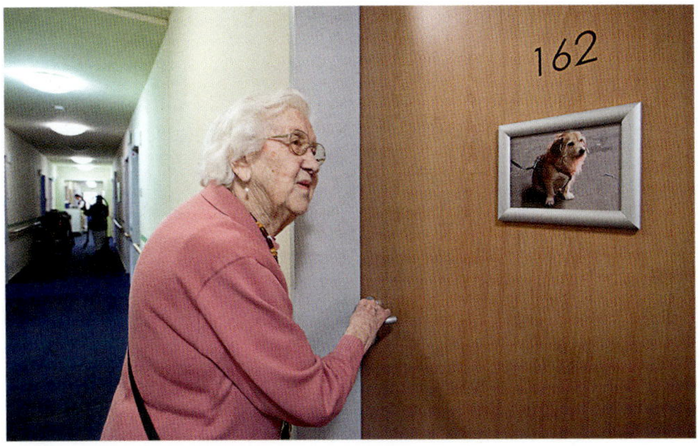

Abb. 2.11 Demenz ist eine häufige Ursache für Wahrnehmungsstörungen. [K115]

Quantitative Wahrnehmungsstörungen

Reizüberempfindlichkeit: Es gibt zu viele Informationen für den Patienten. Der Patient kann diese Informationen nicht angemessen auswählen. Er kann sich nicht mehr konzentrieren.
Reizunterempfindlichkeit: Der Patient kann die Informationen nur wenig oder gar nicht bewusst wahrnehmen. Die Reizunterempfindlichkeit kann eine Schutzfunktion des Körpers sein. Zum Beispiel in Stresssituationen. Oder sie kann verursacht werden durch direkte Schädigung der Leitungsbahnen des sensorischen Rindenfelds. Diese Schädigungen liegen meist in der hinteren Zentralwindung.

Qualitative Wahrnehmungsstörungen

Begriffserklärung

Halluzination: Sinnestäuschung, eine eingebildete Wahrnehmung. Der Mensch sieht, hört, fühlt oder riecht etwas, das es nicht gibt.

Halluzinationen sind Trugbilder des Gehirns. Sie können in allen Sinnesbereichen auftreten.
Halluzinationen entstehen durch eine falsche Verarbeitung von Sinnesreizen. Oder durch eine falsche Interpretation von Sinnesreizen.
Der betroffene Mensch kann nicht unterscheiden, was eine Halluzination ist und was wirklich ist.
Die Sinneswahrnehmungen sind für den betroffenen Patienten real, also echt.
Man unterschiedet folgende Halluzinationen:

- *Akustische* Halluzinationen über den Hörsinn. Zum Beispiel das Hören von Stimmen.
- *Optische* Halluzinationen über den Sehsinn. Zum Beispiel das Sehen kleiner, beweglicher Objekte oder ganzer Bilder und Szenen.

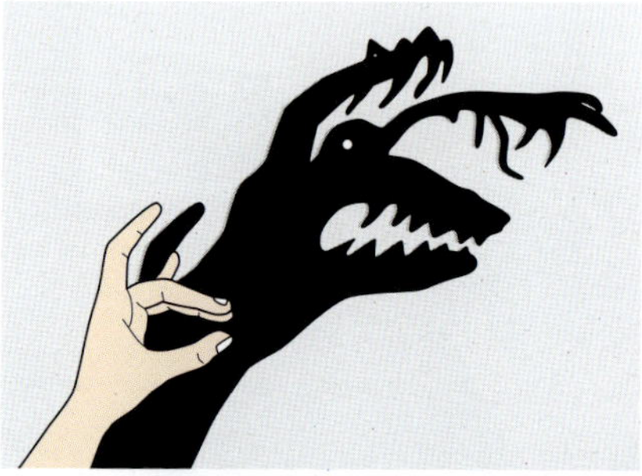

Abb. 2.12 Bei einer Halluzination kann ein Schatten als eine echte Bedrohung empfunden werden. [L143]

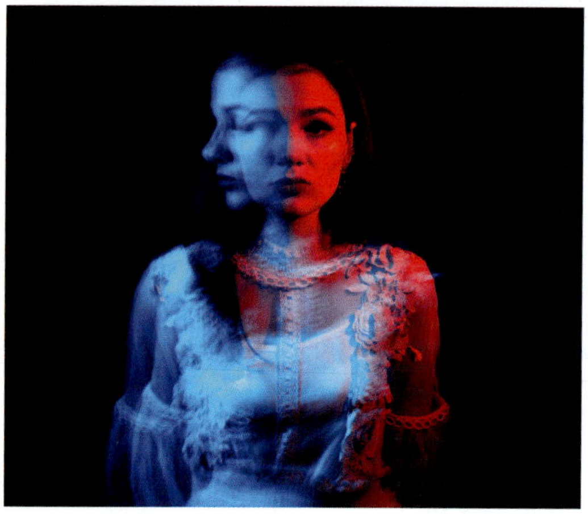

Abb. 2.13 Halluzinationen werden oft als sehr belastend wahrgenommen. [J787-103]

- *Haptische* Halluzinationen über den Drucksinn und Tastsinn.
- *Vestibuläre* Halluzinationen über den Gleichgewichtssinn.
- *Gustatorische* Halluzinationen über den Geschmackssinn.
- *Olfaktorische* Halluzinationen über den Geruchssinn.

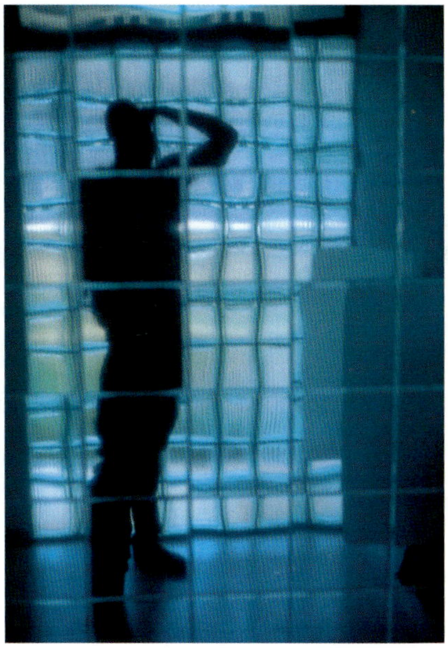

Abb. 2.14 Halluzinationen treten oft als Symptom psychischer Erkrankungen auf. Zum Beispiel bei Schizophrenie.
[O495]

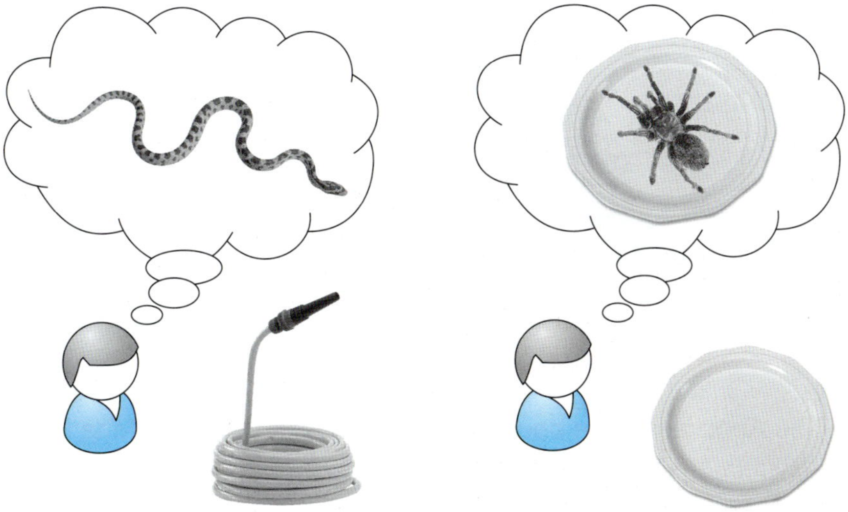

Abb. 2.15 Bei demenziell erkrankten Patienten treten Halluzination als Symptom auf. Zum Beispiel wird ein Computerkabel als eine Schlange interpretiert. Oder nicht vorhandene Spinnen werden gesehen.
[J787]

Neurophysiologische Störungen

Begriffserklärung

Neuropsychologische Störungen: Veränderungen des Erlebens, des Verhaltens und der Persönlichkeit. Neurophysiologische Störungen treten nach einer Schädigung im ZNS auf.

Neuropsychologische Störungen betreffen die Fähigkeit zum Wahrnehmen und die Fähigkeit zum Verarbeiten der Wahrnehmung. Zum Beispiel: sich zu erinnern, zielorientiert zu arbeiten oder einen Teller mit Essen vollständig aufzuessen. Die Art der Störung hängt davon ab, welches Hirnareal betroffen ist:

- **Neglect-Syndrom**. Ein Neglect tritt nach einem Hirnschaden auf. Die Sinnesorgane funktionieren, aber der betroffene Mensch nimmt die Informationen auf einer Körperseite nicht mehr wahr. Dieses Symptom tritt auf der Körperseite auf, die dem geschädigten Hirnareal gegenüber liegt. Das kann sich auf alle Sinne beziehen. Also auf Hören, Sehen, Fühlen, Riechen, Schmecken. Meistens sind mehrere oder alle Sinne betroffen. Der Patient bemerkt diese Wahrnehmungsstörung nicht. Manchmal stoßen Patienten sich die betroffene Hälfte an, weil sie diese Körperhälfte nicht wahrnehmen. Ursache: meist Schlaganfall.

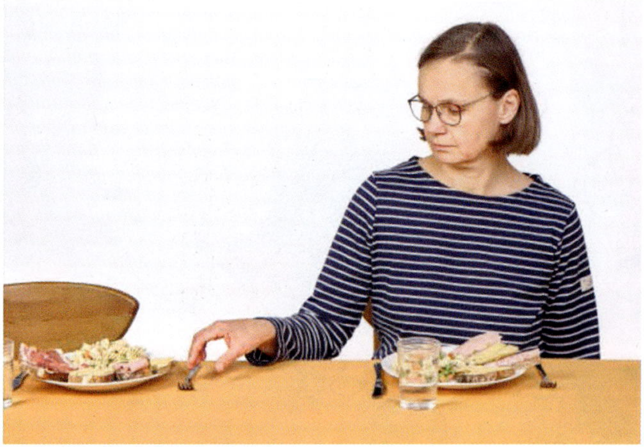

Abb. 2.16 Bei einem Neglect wird die betroffene Körperhälfte von dem betroffenen Menschen vergessen. Die Patientin bemerkt die Gabel neben ihrem Teller nicht, weil die Gabel in ihrem linken Gesichtsfeld liegt. Die Patientin nimmt daher die Gabel des Nachbartellers auf der rechten Seite. [K115]

- **Apraxie**. Die Apraxie ist eine neurologische Störung. Der betroffene Mensch kann keine sinnvollen und zielgerichteten Bewegungen durchführen. Zum Beispiel: eine Faust mit der Hand machen. Der Patient kann mit Hilfsmitteln nicht mehr richtig umgehen. Zum Beispiel beim Zähneputzen. Bei der Apraxie liegt keine motorische Störung vor wie bei einer Muskelschwäche oder Lähmung. Ursache: meist Schlaganfall oder Morbus Parkinson.

- **Perseveration**. Bei dieser Wahrnehmungsstörung kommt es zu krankhaftem Beharren. Auch das ständige Wiederholen von Bewegungen zählt dazu. Diese Wiederholungen können von außen nicht unterbrochen werden. Zum Beispiel: Der Patient wäscht sich nur die eine Hälfte des Gesichts und verharrt darin. Ursache: zum Beispiel Schädigungen des ZNS, Alzheimer.
- **Pusher-Syndrom.** Das Pusher-Syndrom kann bei Patienten nach einem Schlaganfall mit Halbseitenlähmung auftreten. Dabei ist die Wahrnehmung der Mittellinie des Körpers gestört. Und die Wahrnehmung der aufrechten Körperposition ist gestört. Der Betroffene hat Angst, im Sitzen oder im Stand zu stürzen. Diesem Gefühl begegnet er durch ein aktives Drücken mit den nichtgelähmten Extremitäten zur gelähmten Seite. Das Fachwort für das aktive Drücken heißt: *Pushen*. Das führt zur Seitwärtsneigung der Körperlängsachse zur gelähmten Seite hin. Das Fachwort für die gelähmte Seite heißt: *paretisch*. Es kann zum Fallen zur paretischen Seite kommen. Der Patient hat kein Bewusstsein für diese Störung. Der Patient denkt, dass er aufrecht sitzt oder steht.

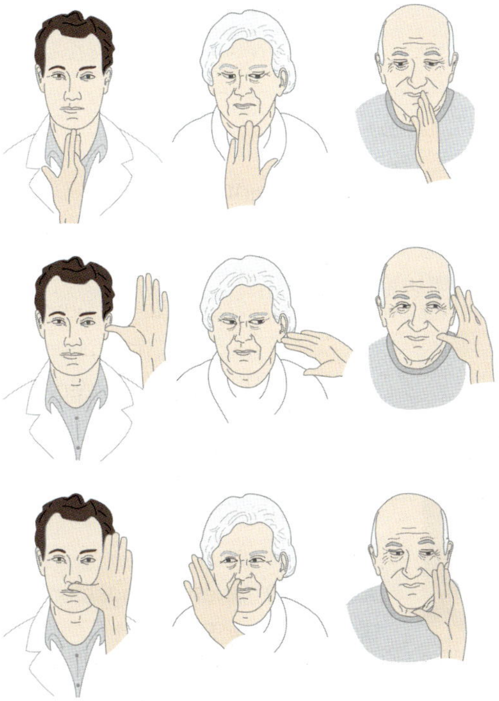

Abb. 2.17 Prüfung von Apraxie durch den Arzt. Die linke Seite zeigt den Arzt, der einfache Handstellungen vormacht. Daneben sind 2 Patienten mit Apraxie, die versuchen, diese Handstellungen nachzumachen. [L231]

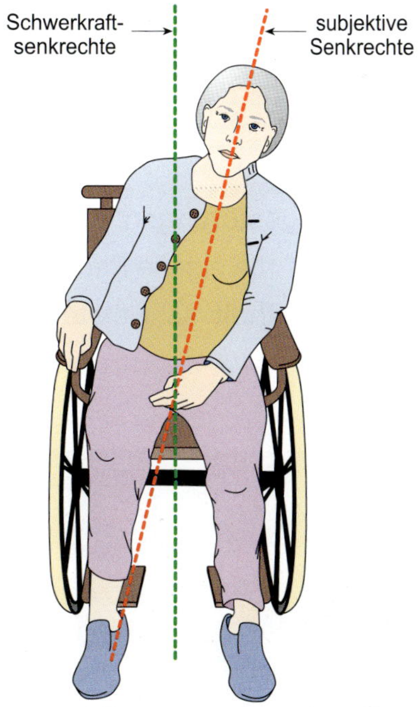

Abb. 2.18 Typische Sitzposition beim Pusher-Syndrom: die linke Seite ist gelähmt. Die Patientin hat das Gefühl, auf die rechte Seite zu fallen, und drückt mit der rechten Seite dagegen. Die Patientin denkt, dass sie aufrecht sitzt (subjektive Senkrechte). [L141]

Beobachtung der Orientierung

Begriffserklärung

Orientierung: bezeichnet die Fähigkeit, orientiert zu sein: bezüglich der eigenen Person, zeitlich, räumlich, örtlich und auf die Situation bezogen.

Fragen zur Einschätzung der Orientierungsfähigkeit müssen sinnvoll in ein Gespräch eingebunden werden. Der Patient darf nicht bloßgestellt werden.
Zum Beispiel:

- Welcher Monat und Tag ist heute, welches Datum?
- Wann sind Sie in die Klinik gekommen? Wissen Sie, warum Sie hier sind?
- In welcher Stadt sind wir?
- Wie alt sind Sie? Wann und wo sind Sie geboren?
- Sind Sie verheiratet? Welchen Beruf haben Sie?

Veränderungen der Orientierung

Begriffserklärung

Orientierungsstörungen: vorübergehende oder dauerhafte Beeinträchtigung in Bezug auf die eigene Person, Zeit, Raum, Ort oder Situation.
Desorientiertheit: schwerste Form der Orientierungsstörung.

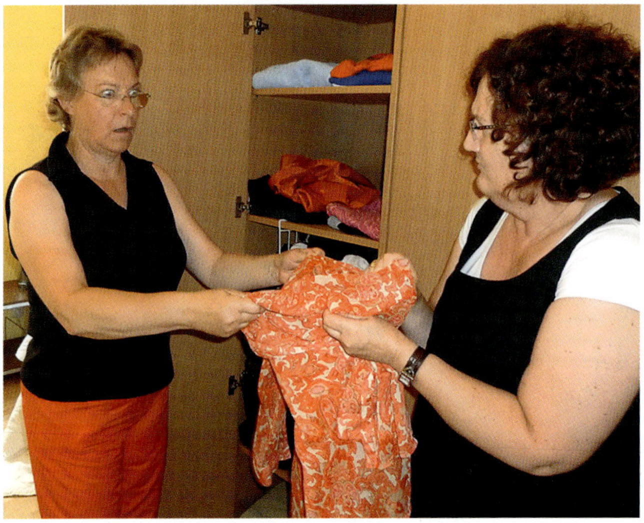

Abb. 2.19 Orientierungsstörung bezüglich der Situation.
Eine Frau beschuldigt ihre Freundin als Diebin. Die Freundin möchte ihr aber beim Einräumen helfen. Die Frau erkennt die Hilfestellung nicht. Die situative Orientierung der Frau ist gestört.
[M322]

Bei leichten Orientierungsstörungen ist der Patient nur zeitlich desorientiert. Der Patient kennt zum Beispiel das aktuelle Datum nicht. Oder er benennt das Jahr falsch. Mit zunehmender Schwere der Orientierungsstörung wird der Ort nicht erkannt. Zum Beispiel verwechselt der Patient das Krankenhaus mit einem Hotel.
Am längsten bleibt die Orientierung in Bezug auf die eigene Person und zu Lebensereignissen erhalten. Desorientiertheit als schwerste Orientierungsstörung kommt bei fortgeschrittener *Demenz* vor.
Orientierungsstörungen können vorübergehend sein. Oder dauerhaft.
Orientierungsstörungen zeigen sich häufig bei Erkrankungen und Verletzungen des Gehirns. Sie sind typisch bei **neurodegenerativen** Erkrankungen. Zum Beispiel bei Demenz.
Orientierungsstörungen treten auf bei: Alkoholvergiftung, Drogenintoxikation, einer lange bestehenden Alkoholabhängigkeit, Stress, Angst oder Übermüdung.

Kommunikation

Begriffserklärung

Kommunikation: Verständigung durch Laute, Sprache oder Zeichen.
Verbale Kommunikation: Verständigung mit Worten: schriftlich, mündlich und die Gebärdensprache.
Nonverbale Kommunikation: Verständigung ohne Worte, mit Körpersprache.
Stimme: Lautäußerung.
Sprache: Zuordnung von Lauten und Symbolen zu Denkinhalten. Durch die Aneinanderreihung von Wörtern entstehen Sätze. Man unterscheidet die Lautsprache und die Gebärdensprache.
Sprechen: Komplexe Fähigkeit des menschlichen Gehirns zur Verwendung von Sprache. Das Verständnis für Wörter ist im sensorischen Sprachzentrum lokalisiert. Die Bildung der Sprache ist im motorischen Sprachzentrum lokalisiert.
Körpersprache: Form der nonverbalen Kommunikation. Verständigung mit Gestik, Mimik und Körperhaltung.

Die **Sprache** spielt in der Entwicklung der Menschen eine lebenswichtige Rolle. Stimme und Sprache sind die wichtigsten Elemente der **verbalen Kommunikation**.

Die Äußerung von Wörtern findet auf unterschiedlichen Ebenen statt:

1. Der Mensch fasst einen Gedanken. Der Mensch überlegt, was er sagen möchte.
2. Der Mensch formuliert den Gedanken. Dabei verwendet der Mensch Wörter und Sätze, die er kennt.
3. Der Mensch spricht den Gedanken aus. Dazu müssen Atmung, Kehlkopf, Stimmbänder, Lippen und Zunge zusammenarbeiten. Dieser Vorgang wird durch Nervenimpulse geregelt.
4. Die Stimmlage ist durch die Anatomie bestimmt. Je länger die Stimmbänder sind, desto tiefer ist die Stimme. Beim Mann sind die Stimmbänder um etwa 30 Prozent länger als bei der Frau.

Die Entwicklung der Sprache geschieht ab dem Kleinkindalter.

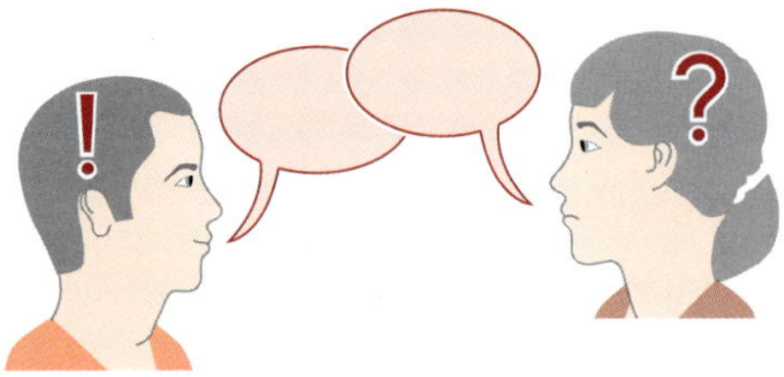

Abb. 2.20 Kommunikation ist ein wichtiger Bestandteil des menschlichen Lebens. [L143]

Eingeschränkte Fähigkeiten zur Kommunikation

Viele Erkrankungen führen zu:

- Einschränkungen bei Stimme und Sprache. Zum Beispiel **Aphasie** und **Dysarthrie**.
- Einschränkungen in Mimik und Gestik. Zum Beispiel bei Parkinson.
- Einschränkungen beim Hören und Sehen.

Diese Einschränkungen machen eine Kommunikation sehr schwierig.

Pflegefachpersonen versorgen häufig Patienten, bei denen die Lautsprache stark eingeschränkt ist. Oder bei denen die Lautsprache nicht vorhanden ist.
Zum Beispiel:

- Menschen mit einer angeborenen körperlichen oder geistigen Behinderung.
- Menschen mit einer fortschreitenden Erkrankung, die die Sprechmotorik behindert. Das Fachwort für fortschreitend heißt: *progredient*. Zum Beispiel: Multiple Sklerose.

- Menschen nach einem Unfall oder einer Erkrankung. Die Sprache und das Sprechen sind danach eingeschränkt. Zum Beispiel: nach einem Schlaganfall.

Pflegefachpersonen erkennen Patienten mit einer eingeschränkten Kommunikationsfähigkeit. Dann passen Pflegefachpersonen ihre Kommunikation dem Patienten an. Zum Beispiel: langsamer sprechen.
Die Patienten sollen immer das Gefühl haben, dass sie verstanden werden.

Veränderungen von Stimme und Sprache

Häufige Erkrankungen, die mit Sprachstörungen oder Sprechstörungen einhergehen: **Aphasie** und die **Dysarthrie**.

Begriffserklärung

Aphasie: zentrale Störung der Sprache nach abgeschlossener Sprachentwicklung. Die Sprechorgane sind intakt. Zum Beispiel nach einem Schlaganfall.
Dysarthrie: Störung beim Sprechen durch Schädigung der neuromuskulären Strukturen, die an der Sprechmotorik beteiligt sind. Zum Beispiel bei Muskelerkrankungen.

Formen der **Aphasie** sind:

- Motorische Aphasie: Verlust des Sprechvermögens. Das Sprechen ist mühsam. Die Patienten ringen um Worte.
- Sensorische Aphasie (Wernicke-Aphasie): Verlust des Sprachverstehens. Die Sprachproduktion ist normal. Das Sprechen ist flüssig. Es gibt Wortneubildungen. Das Gesagte ergibt oft keinen Sinn.
- Globale Aphasie: Die Patienten haben sowohl eine Sprechstörung als auch eine Störung des Sprachverständnisses.

Dysarthrie
Das Sprechen ist mühsam, leise und oft langsam.
Die betroffenen Menschen versuchen, Gestik und Mimik zu nutzen.
Das Sprachverständnis ist nicht beeinträchtigt.

Unterstützte Kommunikation

Begriffserklärung

Unterstütze Kommunikation: Form der Kommunikation für Menschen mit eingeschränkter Lautsprache.

Das **Ziel** der unterstützten Kommunikation ist es, dass die betroffenen Menschen am gesellschaftlichen Leben normal teilnehmen können.
Es gibt verschiedenen Mittel zur unterstützten Kommunikation. Die Wahl des passenden Mittels ist abhängig von der Form der Einschränkung.
Manche Patienten können gut verstehen, sich aber selbst nicht lautsprachlich äußern.
Manche Patienten können nur durch Einsatz eines Hilfsmittels verstehen.
Zum Beispiel: Hörgeräte.

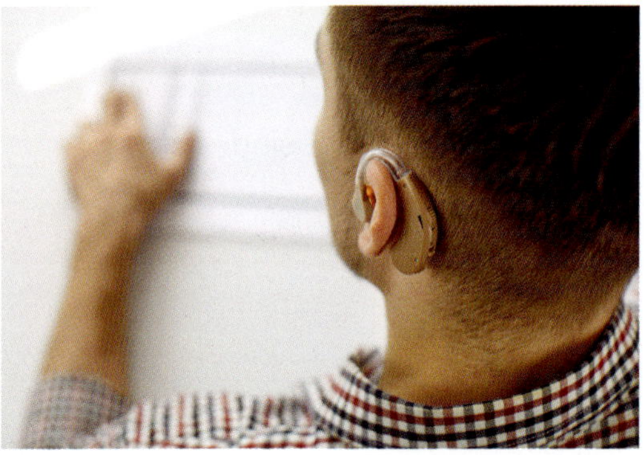

Abb. 2.21 Ein Hörgerät hilft bei Schwerhörigkeit. [J787]

Körpereigene Kommunikationsmittel

Zu den körpereigenen Kommunikationsmitteln zählen:

- Mimik
- Gestik
- Körperhaltung
- Ja-Nein-Code. Zum Beispiel: Den rechten Zeigefinger heben heißt „Ja“. Den Kleinfinger heben heißt „Nein“.
- Vereinbarte Handzeichen und Gebärden.
- Blickzeichen. Zum Beispiel: Die Augen bei „Ja“ schließen.

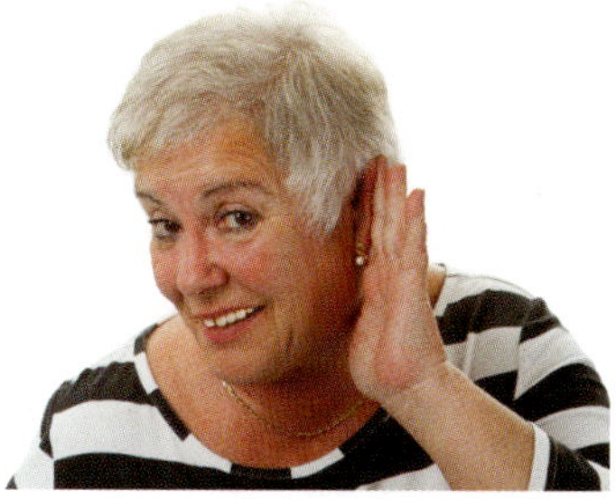

Abb. 2.22 Gestik und Mimik können Worte ersetzen. Die Dame zeigt an, dass sie etwas nicht gehört hat. [J787-121]

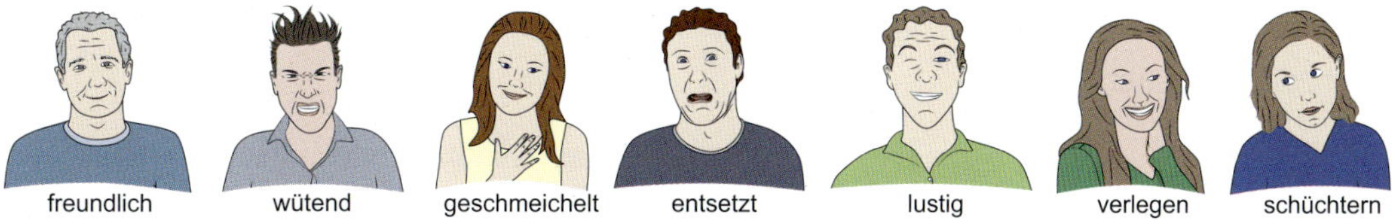

Abb. 2.23 Diese Menschen drücken Gefühle über ihre Mimik aus. [L264]

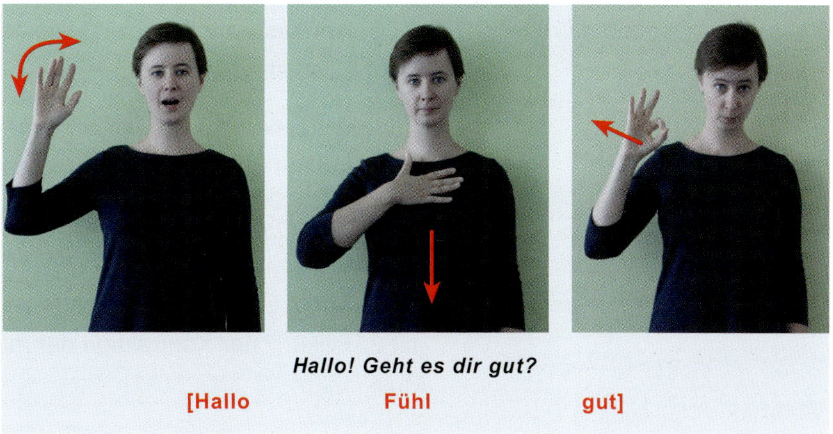

Abb. 2.24 Die Gebärdensprache kann bei Kommunikationsproblemen angewendet werden. [O1082]

Veränderungen von Mimik, Gestik und Körperhaltung

Viele Krankheitsbilder führen zu Veränderung von: Mimik, Gestik und Körperhaltung. Dabei werden angeborene von erworbenen Erkrankungen unterschieden.

Die Körpersprache des Patienten ist durch diese Erkrankungen sehr eingeschränkt. Wenn Mimik und Gestik falsch gedeutet werden, dann führt das zu Schwierigkeiten in der Kommunikation. Betroffene Menschen fühlen sich dann unverstanden. Diese Menschen werden unsicher und vermeiden Kommunikation.

Tab. 2.2 Krankheitsbilder und Veränderungen der Mimik und Gestik

Krankheitsbild und Veränderungen	Veränderung von Mimik und Gestik
Fazialisparese (Lähmung des Gesichtsnervs)	• Der Lidschluss ist auf einem Auge unvollständig. • Stirnrunzeln ist nicht möglich. • Der Mundwinkel hängt auf einer Seite herab.
Morbus Parkinson	• Die Mimik ist starr: Maskengesicht. • Die Körperhaltung ist gebeugt.
Hyperthyreose (Schilddrüsenüberfunktion)	Der Augapfel tritt hervor (Exophthalmus).
Tetanus	• Die Kiefermuskulatur ist verkrampft mit Kieferklemme (**Trismus**). • Die Gesichtsmuskulatur ist verkrampft. Der Patient grinst verzerrt. (**Risus sardonicus**)
Schmerzen	• Der Gesichtsausdruck ist verzerrt. • Der Patient nimmt eine Schonhaltung ein.
Pylorus Stenose (Verengung des Magenausgangs)	Das Gesicht des Säuglings wirkt wie das Gesicht eines alten Mannes.
Apoplex (Schlaganfall)	• Mundwinkel hängt auf einer Seite herab. • Lähmung auf einer Seite des Körpers
Multiple Sklerose	• Gesichtslähmungen • Trigeminusneuralgie (Schmerzen im Versorgungsgebiet des Nervus trigeminus mit unwillkürlicher Kontraktion der mimischen Muskulatur)

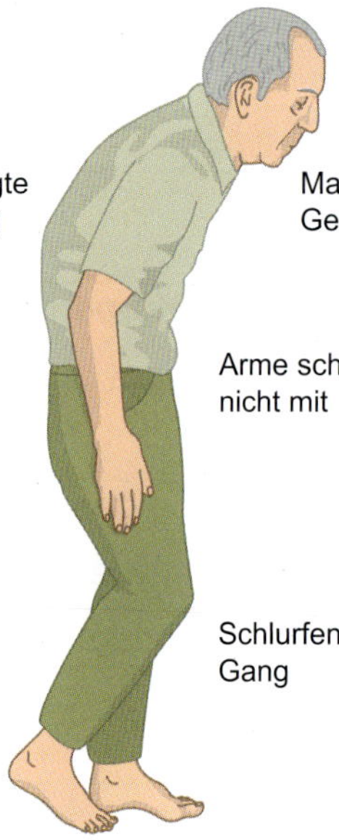

Abb. 2.25 Typisch gebeugte Haltung bei einem Menschen mit Morbus Parkinson [L138]

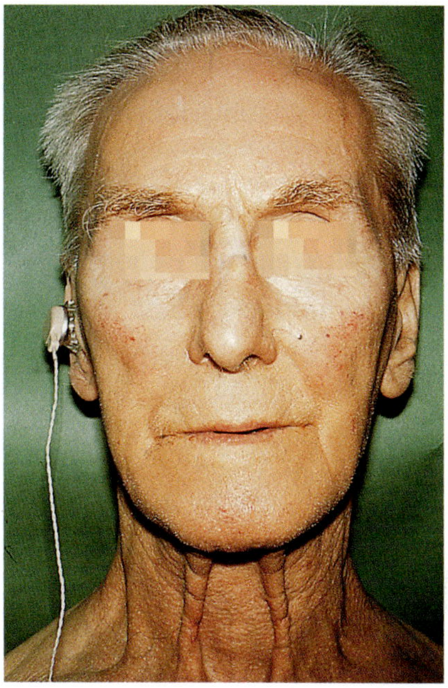

Abb. 2.26 Maskengesicht bei einem Menschen mit Morbus Parkinson
[E288]

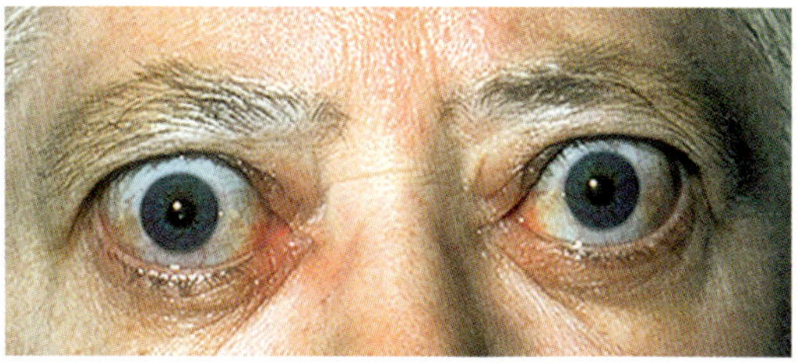

Abb. 2.27 Exophthalmus bei einem Menschen mit Schilddrüsenüberfunktion
[T127]

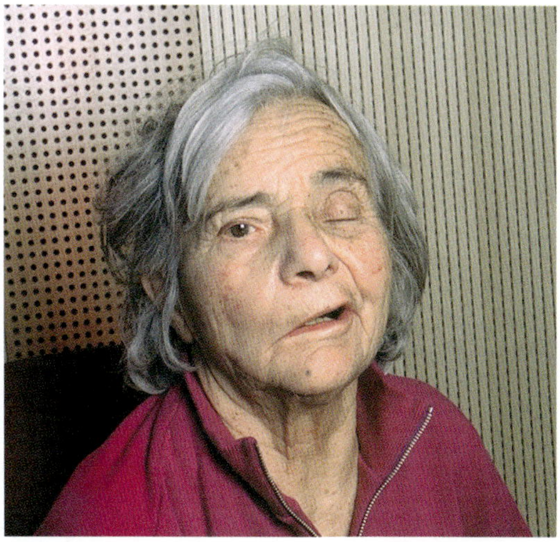

Abb. 2.28 Einseitig herabhängender Mundwinkel bei einer Frau nach einem Schlaganfall
[K183]

Pflegefachpersonen nehmen Störungen der Patienten in Mimik und Gestik wahr. Pflegefachpersonen reagieren entsprechend. Wenn es die Leistungsfähigkeit der Patienten erlaubt, dann sollten persönliche Eindrücke mit den Patienten besprochen werden.

So wird verhindert, dass es zu Missverständnissen und falschen Deutungen kommt. Beispiel: Wenn ein Patient einen bösen, verkrampften Gesichtsausdruck hat und an die Zimmerdecke starrt, dann wirkt er unfreundlich. Vielleicht hat er jedoch starke Schmerzen, die er verbal nicht äußert.

3 Unterstützung und Förderung bei neurologischen Störungen

Viele Erkrankungen betreffen das Nervensystem und führen zu neurologischen Störungen. Zum Beispiel:

- Schlaganfall
- Hirnblutungen
- Schädel-Hirn-Trauma
- Morbus Parkinson
- Multiple Sklerose
- Hirnhautentzündungen
- Epilepsie
- Demenz

Pflegefachpersonen unterstützen Patienten mit neurologischen Störungen. Ziel ist es, den Patienten bei den täglichen Tätigkeiten im Alltag zu unterstützen. Der Patient soll möglichst selbständig sein.

3.1 Verwirrtheitszustände

Begriffserklärung

Akute Verwirrtheitszustände
Delir, **Delirium**: Zustand mit geistiger Verwirrung und eingeschränkter Orientierung. Auffällig sind Störungen des Bewusstseins, eine Beeinträchtigung der kognitiven Wahrnehmung und Auffälligkeiten bei Bewegungen und im Verhalten.
Ein Delir entwickelt sich akut. Ein Delir geht meistens ohne langfristige Beeinträchtigungen vorüber. Früher wurde das Delir auch als Durchgangssyndrom bezeichnet.
Delirium tremens: akuter Verwirrtheitszustand. Entsteht durch Alkoholentzug bei bestehender Alkoholerkrankung.
Chronische Verwirrtheit: Zustand dauerhafter Verwirrtheit. Typisch im Verlauf einer Demenz.

Welche Ursachen hat ein akuter Verwirrtheitszustand?

Neurologische Erkrankungen können zu Verwirrtheitszuständen führen.
Es gibt viele Ursachen für einen akuten Verwirrtheitszustand:

- Vergiftung mit Alkohol. Das Fachwort für Vergiftung heißt: *Intoxikation*.
- Entzug von: Alkohol, zentralwirksamen Medikamenten und Drogen.
- Grunderkrankungen wie: Hypotonie, Herzinsuffizienz und Ateminsuffizienz, Erkrankungen des Gehirns, Stoffwechselentgleisungen, Infektionen und Fieber, Erkrankungen der Leber und der Niere, zerebrale Vorschädigung bei Demenz oder Arteriosklerose, Mangelernährung und *Exsikkose* (zu wenig Flüssigkeit im Körper).
- Nach einer Narkose.
- Nach längerer *Sedierung* (medikamentöser Ruhigstellung) auf der Intensivstation.
- Bei Schlafentzug.
- Bei chronischen Schmerzen.
- Erleben von Stress mit Reizüberflutung, Angst, Unruhe, Wut.
- Nach einer akuten Belastung. Zum Beispiel: nach einem Unfall, nach dem Tod eines nahen Menschen, nach einer Vergewaltigung, nach dem Umzug in ein Pflegeheim.
- Bei älteren Menschen und kleinen Kindern: Exsikkose, Elektrolytverschiebungen und Infekte mit Fieber.

Wie erkennt man akute Verwirrtheitszustände?

Ein Verwirrtheitszustand entwickelt sich akut innerhalb von wenigen Stunden oder Tagen. Zuerst ist meistens ein Vorstadium mit typischen Symptomen zu beobachten.
Das Fachwort für Vorstadium heißt: *Prodromalstadium*.
Erste Symptome sind:

- vermehrte Ängstlichkeit und Schreckhaftigkeit
- Schlafstörungen mit Rhythmusumkehr von Tag und Nacht
- häufig Verschlimmerung der Symptome in der Nacht
- Unruhe
- Reizbarkeit oder Teilnahmslosigkeit

Später kommen hinzu:

- Störung der Aufmerksamkeit und Störung der Wachheit
- Beeinträchtigung der Orientierung
- Störung des Gedächtnisses
- Störungen des Denkens: Das Denken ist verlangsamt. Der Patient kann Situationen und Entscheidungen nicht richtig beurteilen.
- Störung der Sprache: Sprachliche Äußerungen sind nicht angemessen. Manchmal ist die Sprache verwaschen.
- Störung der Bewegungen
- Störung des Verhaltens
- Schlafstörungen

Eine akute Verwirrtheit dauert etwa acht Tage. Dann entwickeln sich die Symptome langsam zurück. Manchmal treten bei einem akuten Verwirrtheitszustand auch Symptome auf wie Halluzinationen und Wahnvorstellungen. Das Fachwort für die zusätzlichen Symptome Halluzination und Wahnvorstellung heißt: *akutes organisches Psychosyndrom*.

Praxistipp

Vorurteil „Verwirrtheit"
Bei der Betreuung von alten Menschen wird der Begriff „verwirrt" häufig benutzt. Es ist wichtig, dass Pflegefachpersonen sehr sorgfältig mit dieser Pflegediagnose umgehen. Alte Menschen werden sehr schnell als „verwirrt" bezeichnet: wenn sie sich unangemessen verhalten, stören, unruhig sind, weglaufen, nörgeln, Hilfe ablehnen oder nicht wahrhaben wollen, dass sie krank sind.

Verwirrtheit ist ein Begleitsymptom bei verschiedenen Erkrankungen und psychischen Störungen. Verwirrtheit kann auch auftreten als Folge von sozial verwirrenden Situationen, Beziehungsstörungen und bei zu wenig Kontakt zu anderen Menschen.

3

Verwirrtheitsprophylaxe

Begriffserklärung

Verwirrtheitsprophylaxe: Vorbeugende Maßnahmen, die die Entstehung einer Verwirrtheit verhindern.

Die **Prophylaxe** eines akuten Verwirrtheitszustands orientiert sich an den Schritten des Pflegeprozesses.
Die Problemanalyse dient der Einschätzung des Patienten und seines Gefährdungsgrads.

Tab. 3.1 Analyse der Pflegeprobleme bei akuter Verwirrtheit

Risikofaktoren	Problemanalyse
Der Patient hat ein höheres Lebensalter.	Der Patient kann Informationen nicht gut oder nur langsam verarbeiten.
Der Patient kann nicht gut sehen oder hören.	Der Patient kann sich nicht orientieren. Daraus folgt: • Der Patient ist emotional belastet. • Der Patient fühlt sich ausgeliefert. • Der Patient ist verunsichert. • Der Patient wird unselbstständig.
Der Patient kann nicht gut denken.	Der Patient kann sich nicht orientieren. Daraus folgt: • Der Patient ist emotional belastet. • Der Patient fühlt sich ausgeliefert. • Der Patient ist verunsichert. • Der Patient wird unselbstständig.
Der Patient hat viele Erkrankungen gleichzeitig *(Multimorbidität)*: • Herzerkrankungen • Niereninsuffizienz • Stoffwechselerkrankungen wie Diabetes mellitus	Die Funktionen der Organe können durch diagnostische und therapeutische Behandlungen nicht mehr ausgeglichen werden. Das Fachwort dafür heißt: *dekompensiert*. • Toxische Substanzen (giftige Stoffe) steigen an. Zum Beispiel Harnstoff. • Die Substanzen können sich durch eine beeinträchtigte Ausscheidungsfunktion im Organismus anreichern. • Die Stoffwechsellage ist instabil.

Tab. 3.1 Analyse der Pflegeprobleme bei akuter Verwirrtheit (Fortsetzung)

Risikofaktoren	Problemanalyse
Der Patient nimmt mehrere Medikamente ein.	Die Wirkung der Medikamente verstärkt sich gegenseitig.
Der Ernährungszustand des Patienten ist nicht gut: • Mangelernährung oder Fehlernährung • Exsikkose (Austrocknung) • Elektrolytverschiebungen	Der erhöhte Bedarf an Energie und Flüssigkeit kann nicht ausgeglichen werden.
Der Patient hat eine Alkoholkrankheit. Oder er ist von anderen Substanzen abhängig.	Ein akuter Entzug führt zum **Delirium tremens**.

Ziel der Verwirrtheitsprophylaxe ist es, die Situation des Patienten zu verbessern. Die Aufgabe des Arztes ist:

- die Behandlung der Vorerkrankungen
- die Einstellung des Stoffwechsels bei einem Menschen mit Diabetes
- die Überprüfung der medikamentösen Therapie

Die pflegerischen Interventionen richten sich auf

- die Verbesserung der Ernährungssituation
- die Verbesserung des Flüssigkeitshaushalts
- die Gestaltung der Umgebung
- die Begleitung des Patienten in der aktuellen Situation

Pflegerische Interventionen bei gefährdeten Patienten

- Orientierung und Information geben.
  - Den Patienten angemessen über den Verlauf der Behandlung informieren. Und über die einzelnen Schritte der Behandlung.
  - Informationen in kleinen Mengen geben. Und wiederholen.
  - Räumliche Orientierung im Gebäude sicherstellen: durch Informationen und durch die Begleitung des Patienten.

- Sicherheit und Vertrauen geben.
  - Dem Patienten bei allen Schritten Sicherheit vermitteln: durch Ansprache und fachliches Auftreten.
  - Ängste und Unsicherheiten frühzeitig erkennen. Und genau erfragen.
- Tag-Nacht-Rhythmus und Ruhephasen gewährleisten.
- Tagstruktur und Nachtstruktur durch Beleuchtung gewährleisten. Zum Beispiel kein Licht bei Nacht anlassen. Aktivitäten und Ansprache an den Tag und die Nacht anpassen.
  - Den Tagesverlauf den zeitlichen Gewohnheiten des Patienten anpassen. Zum Beispiel eine Ruhephase nach dem Mittagessen.
  - Für passende Aktivitäten sorgen. Zum Beispiel Bewegung oder Spiele.
- Reizüberflutung vermeiden.
  - Ruhiges Zimmer mit geringer Nutzung durch TV und Radio.
  - Das Konzept der Bezugspflege einsetzen. In der Bezugspflege kümmern sich immer dieselben Pflegefachpersonen um einen Patienten. Der Patient hat immer zu den gleichen Personen Kontakt. Dadurch wird Verwirrung durch viele verschiedene Kontaktpersonen vermieden.
- Mit den Angehörigen eine Regelung für die Besuche absprechen.

3.2 Basale Stimulation®

Begriffserklärung

Basale Stimulation®: ein Pflegekonzept und Therapiekonzept
Basal: grundlegend
Stimulation: Anregung der Sinnesorgane

Die Basale Stimulation® ist ein Mittel zur nonverbalen Kommunikation mit schwer beeinträchtigten Menschen. Die Sinne werden auf verschiedene Weise aktiviert. Dadurch erfährt der Mensch grundlegende Wahrnehmungen. Das Fachwort für grundlegend heißt: *basal*.
Die Basale Stimulation® geht von folgender Annahme aus: Der Mensch braucht umfassende Sinnesimpulse von außen und von innen. Dadurch ist Wahrnehmen und Kommunizieren möglich. Wahrnehmen und Kommunizieren ist auch dann möglich, wenn ein Mensch Probleme mit der geistigen Leistungsfähigkeit (**kognitives Defizit**) hat. Und wenn er in seinem Bewusstsein eingeschränkt ist.

Das Konzept der Basalen Stimulation® wurde 1970 von Professor Andreas Fröhlich entwickelt. Es entstand durch die Arbeit mit Kindern mit Behinderung.
Die Pflegefachperson und Pflegewissenschaftlerin Christel Bienstein hat das Konzept auf die Pflege übertragen.
Das Konzept richtet sich auf Patienten mit beeinträchtigter Wahrnehmung. Zum Bespiel: Menschen im Wachkoma, Menschen mit schwerer Behinderung, Menschen nach einem Schlaganfall.

Ziele der Basalen Stimulation®:

- Aufbau einer Beziehung zu Menschen mit schweren Beeinträchtigungen.
- Ansprache der betroffenen Menschen in ihren Möglichkeiten der Wahrnehmung.
- Ansprache der betroffenen Menschen über grundlegende Angebote der Wahrnehmung.
- Anbieten von Möglichkeiten, damit die betroffenen Menschen ihre Umwelt wahrnehmen können.

Praxistipp

Auch wenn schwer kognitiv beeinträchtigte Menschen selbst wenig oder keine sichtbaren Reaktionen zeigen, haben sie Gefühle. Und sie nehmen etwas wahr.
Diese Menschen haben wie alle Menschen das Bedürfnis nach: Wahrnehmung, Bewegung und Kommunikation.
Der Zugang über die Sprache ist aber kaum möglich.
Daher muss die Kommunikation auf anderen Wahrnehmungsebenen erfolgen. Zum Beispiel: Berührungen, Musik oder Gerüche.
Die weiteren Körpersinne wie Hören, Sehen, Riechen werden hierfür eingesetzt.

Körpersinne ansprechen und erfahrbar machen durch:

- **somatische** (körperliche) Wahrnehmungen: Druck, Temperatur, Temperaturunterschiede, Feuchtigkeit
- **vestibuläre** (das Gleichgewicht betreffende) Wahrnehmungen: Wechsel der Lage des Körpers, Gleichgewicht, drehende Bewegungen und beschleunigende Bewegungen
- **vibratorische** Wahrnehmung: Schwingungen

Sinnesorgane ansprechen und erfahrbar machen durch:

- *akustische* Wahrnehmung (Hören): Stimmen, Töne, Laute, Musik
- *olfaktorische* Wahrnehmung (Riechen): unterschiedliche Gerüche
- *gustatorische* Wahrnehmung (Geschmack): verschiedene Geschmacksrichtungen und Konsistenzen
- *visuelle* Wahrnehmung (Sehen): Bilder, Farben, bekannte Gegenstände

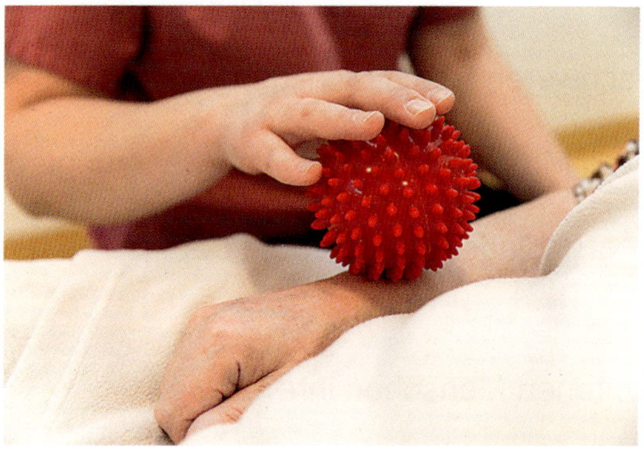

Abb. 3.1 Durch das sanfte Abrollen des Igelballs erhält die pflegebedürftige Person Informationen über den eigenen Körper und seine Grenzen. [K157]

Berührung

Berührung ist **Kommunikation**.
Berührung ist eine Möglichkeit des Austauschs. Berührung vermittelt Nähe. Berührung hat eine therapeutische Wirkung. In der pflegerischen Versorgung kommt es oft zu Berührungen.
Angebote über die Berührung zeigen die besondere Körperorientierung der Basalen Stimulation®. Berührung ist Kontaktaufnahme und Kommunikation, ohne mit dem Patienten zu sprechen. Das Fachwort für Kommunikation ohne zu sprechen heißt: *nonverbal*.

Berührung kann Orientierung und Sicherheit geben, wenn sie unter diesen Vorrausetzungen durchgeführt wird:

- wenn die Berührung nur von einer Person ausgeführt wird
- wenn Anfang und Ende deutlich werden durch: ein Ritual zur Begrüßung und ein Ritual zum Abschluss
- wenn die Berührung nicht unterbrochen wird
- wenn die Berührung intensiv und eindeutig ist: die Hände werden flächig eingesetzt und mit deutlichem Druck über 2–3 Sekunden benutzt

- wenn die Berührung sich den Bedürfnissen des Patienten anpasst
- wenn die Berührung nach Möglichkeit ohne Handschuhe gemacht wird

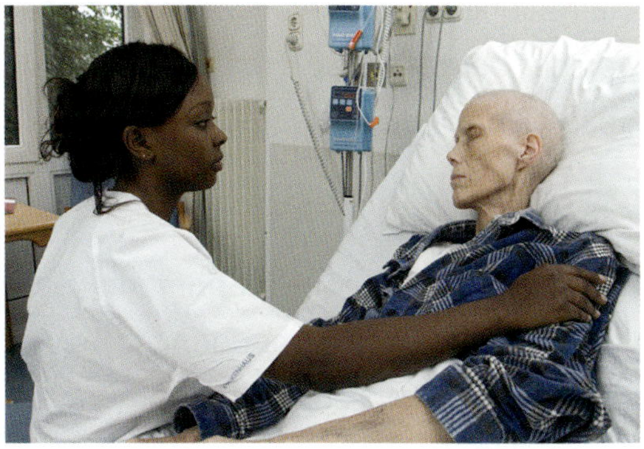

Abb. 3.2 Berührungen sind ein wichtiger Bestandteil der Basalen Stimulation®. [K115]

Begrüßungsritual und Initialberührung

Die **Beziehungsaufnahme** vor einer pflegerischen Tätigkeit vermittelt dem Patienten **Wertschätzung** und **Respekt**.
Die Begrüßung im Umgang von Patienten mit gestörter Wahrnehmung soll immer gleich ablaufen. Das Fachwort für eine immer gleich ablaufende Begrüßung heißt: *Begrüßungsritual*.
Durch ein Begrüßungsritual kann der Patient

- sich besser auf bevorstehende Angebote einstellen.
- sich darauf vorbereiten, mitzumachen.

Die folgende Abbildung zeigt ein Beispiel für ein Begrüßungsritual.

Begrüßungsritual und Abschiedsritual
für Frau Müller

Zuerst ansprechen mit: Frau Müller, Guten Morgen/Guten Tag – von der linken Seite

Initialberührung: linke Hand drücken und für ein paar Sekunden festhalten

Reaktion von Frau Müller: Augen öffnen, manches Mal auch nur mit Augenzucken

Nächster Schritt: über anstehende Maßnahme informieren, dann auf den Rücken lagern, Kopfteil 30 Grad erhöhen

Abschiedsritual: linke Hand drücken und für ein paar Sekunden festhalten, Auf Wiedersehen sagen, CD-Player für 30 Minuten einschalten

Abb. 3.3 Beispiel für ein Begrüßungsritual und ein Abschiedsritual. Das Vorgehen ist aufgeschrieben. Es ist für alle sichtbar. Es soll von jedem gleich durchgeführt werden. [L143]

Zum Begrüßungsritual gehört die **Initialberührung**.
Die Initialberührung ist der erste Körperkontakt zu Beginn einer Pflegemaßnahme.
Zum Beispiel: Die Hand auf den Unterarm des Patienten legen.
Bei Patienten mit einer *Hemiparese* oder *Hemiplegie* wird die Initialberührung an der weniger betroffenen Seite durchgeführt. Denn die Berührung wird an der betroffenen Seite nicht eindeutig wahrgenommen.

Begriffserklärung

Hemiparese: teilweise Lähmung (Schwäche) einer Körperhälfte. Es sind noch Reaktionen vorhanden.
Hemiplegie: vollständige Lähmung einer Körperhälfte. Es sind keine Reaktionen mehr vorhanden.
Hemi: halb-

Zum Abschluss einer Maßnahme ist ein **Abschiedsritual** sinnvoll.
Das Abschiedsritual beginnt auch wieder mit einer Initialberührung.
Der Patient weiß dann, dass die Pflegemaßnahme nun beendet ist.

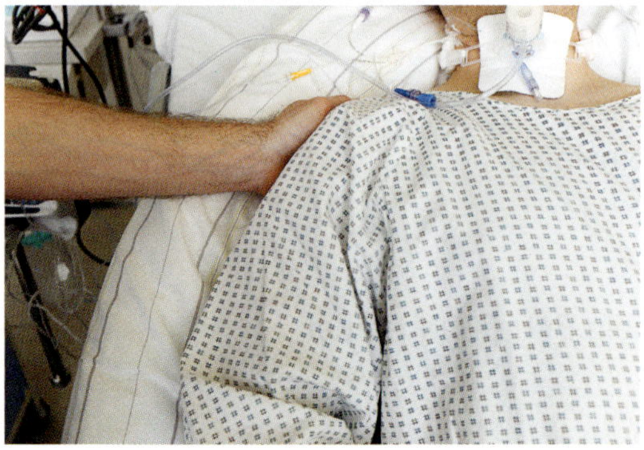

Abb. 3.4 Initialberührung an der Schulter [K115]

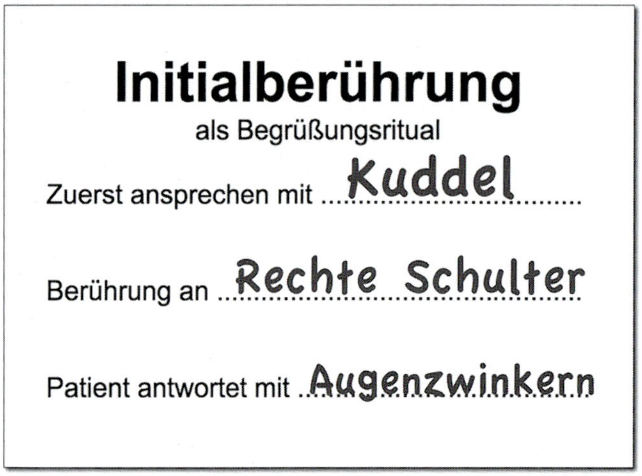

Initialberührung
als Begrüßungsritual
Zuerst ansprechen mit ... Kuddel
Berührung an ... Rechte Schulter
Patient antwortet mit ... Augenzwinkern

Abb. 3.5 Initialberührung als Begrüßungsritual: Beispiel für eine Anweisung [M205]

Therapeutische Ganzkörperwaschung

Bei einer Ganzkörperwaschung erhält der Patient ein Berührungsangebot, das auf ihn abgestimmt ist.
Der Patient spürt dadurch seinen Körper. Und auch die Grenzen seines Körpers. Dadurch wird das Gefühl für den eigenen Körper neu erlernt. Oder das Körpergefühl wird gestärkt.
Die verschiedenen Arten von Angeboten können zusätzlich Einfluss nehmen auf die Stimmungslage und auf den Antrieb des Patienten.
Jeder Eingriff muss genau auf den Betroffenen abgestimmt werden. Und er muss regelmäßig bewertet werden. Das Fachwort für bewerten heißt: *evaluieren*.

Man unterscheidet:

- Belebende Ganzkörperwaschung.
- Beruhigende Ganzkörperwaschung.
- Symmetrische Ganzkörperwaschung: Beide Körperhälften werden von zwei Personen gleichzeitig gewaschen. Die Pflegepersonen achten dabei auf gleiche Geschwindigkeit und gleichen Rhythmus. Das ist eine beruhigende Ganzkörperwaschung.
- Neurophysiologische Ganzkörperwaschung: Die Waschung erfolgt von der weniger betroffenen Seite zur mehr betroffenen Seite.
- *Diametrale* Waschung: kreisförmig, entgegengesetzt. Es wird mit beiden Händen gegenläufig gewaschen: Eine Hand beginnt zum Beispiel an der rechten Hand und wäscht zur rechten Schulter des Patienten. Die andere Hand wäscht gleichzeitig von der linken Schulter zur linken Hand.

Bei **allen** Ganzkörperwaschungen ist Folgendes wichtig:

- Machen Sie eindeutige Berührungen. Die Berührungen müssen gut spürbar sein. Die Berührungen sollen einen bleibenden Eindruck beim Patienten hinterlassen.
- Verwenden Sie zwei Waschhandschuhe. Oder zwei Socken aus Frotteestoff. Socken verrutschen nicht so leicht wie Handschuhe. Der Frotteestoff stellt einen starken Reiz dar. Setzen Sie ihre Hände abwechselnd ein. Dadurch bleibt der Kontakt zum Körper durchgehend erhalten. Eine Unterbrechung wird als unangenehm erlebt.
- Beginnen Sie die Waschung mit einem Begrüßungsritual. Beenden Sie die Waschung mit einem Abschiedsritual.

Tab. 3.2 Die Ganzkörperwaschung als Berührungsangebot

Angebot	Indikationen	Kontraindikationen (Gegenanzeigen)
	Die Ganzkörperwaschung wird durchgeführt bei:	Die Ganzkörperwaschung darf **nicht** durchgeführt werden bei:
belebende Ganzkörperwaschung	• Bewusstlosigkeit • Somnolenz • depressiven Erkrankungen • Antriebsarmut • unaufmerksamen, in sich verschlossenen Patienten • zur Kreislaufanregung, auch bei akuter *Hypotonie* (niedrigem Blutdruck)	• Desorientierung, zum Beispiel bei Demenz • motorischer Unruhe, zum Beispiel bei akuten Verwirrtheitszuständen oder Demenz • frischen Hirnblutungen • akuter *Hypertonie* (Bluthochdruck) • spastischen Lähmungen, da eine Gefahr der Tonuserhöhung besteht
beruhigende Ganzkörperwaschung	• Einschlafstörungen • Angstzuständen • Desorientierung • motorischer Unruhe • gestörtem Körpergefühl • akuter Hypertonie • allen Arten von Anfallsleiden • *Asthma bronchiale*	• Antriebsarmut • Patienten, die wach bleiben sollen oder wach werden sollen • akuter Hypotonie
symmetrische Ganzkörperwaschung	• Gleichgewichtsstörungen • Verlust der Körpersymmetrie, zum Beispiel bei Morbus Parkinson oder Demenz	• Neglect • Hemiplegie • Hemiparese
neurophysiologische Ganzkörperwaschung	• Hemiplegie • Hemiparese • Neglect-Syndrom • Pusher-Syndrom	Es sind keine Gegenanzeigen bekannt.
diametrale Waschung: Waschung zur Normalisierung des Muskeltonus und zur Spastiklösung	Muskelhypertonie mit Neigung zu Beugespastik oder Streckspastiken	Diese Waschung kann bei bestehenden Kontrakturen (Versteifungen) die Beugung und Streckung nicht verbessern!

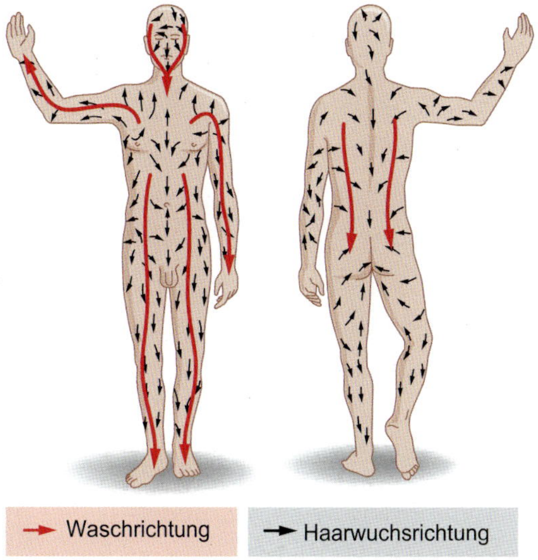

Abb. 3.6 Beruhigende Ganzkörperwaschung in Haarwuchsrichtung
[L157]

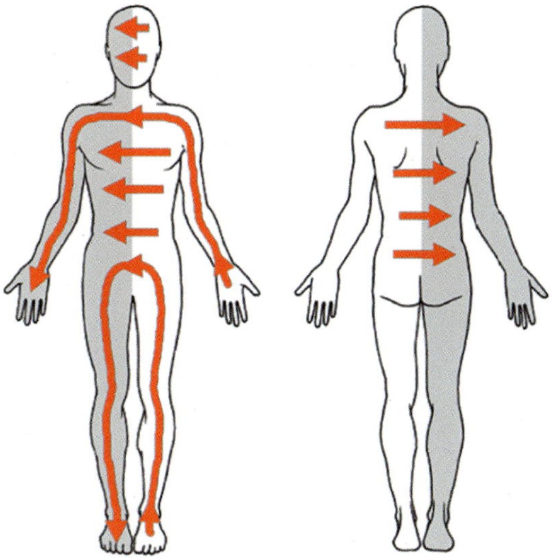

Abb. 3.7 Neurophysiologische Ganzkörperwaschung
[M205, M239]

- Beginnen Sie die Waschung so: Tauchen Sie die Hände des Patienten in das Waschwasser ein. Das ist ein Startsignal, um sich auf den Kontakt mit Wasser einzulassen.
- Wiederholen Sie das Angebot mehrmals. Es wird mehrmals über dieselbe Stelle gewaschen. Der Patient wird in die Durchführung eingebunden. Das stärkt sein Körpergefühl. Und das stärkt sein Körpergedächtnis. Der Patient fühlt ein zunehmendes Gefühl der Sicherheit. Später kann der Patient dann auch Handlungen selbst übernehmen.
- Waschen Sie nicht den Intimbereich. Der Intimbereich kann vorher gewaschen werden. Oder einige Zeit später. Denn der Patient soll sich ungestört auf die Basale Stimulation® einstellen.
- Reden Sie wenig während der Waschung. Der Patient soll sich ganz auf die körperlichen Empfindungen und Wahrnehmungen konzentrieren. Sie kommunizieren über die Berührungen.
- Führen Sie das Abtrocknen und Eincremen nach den Prinzipien der Waschung durch.

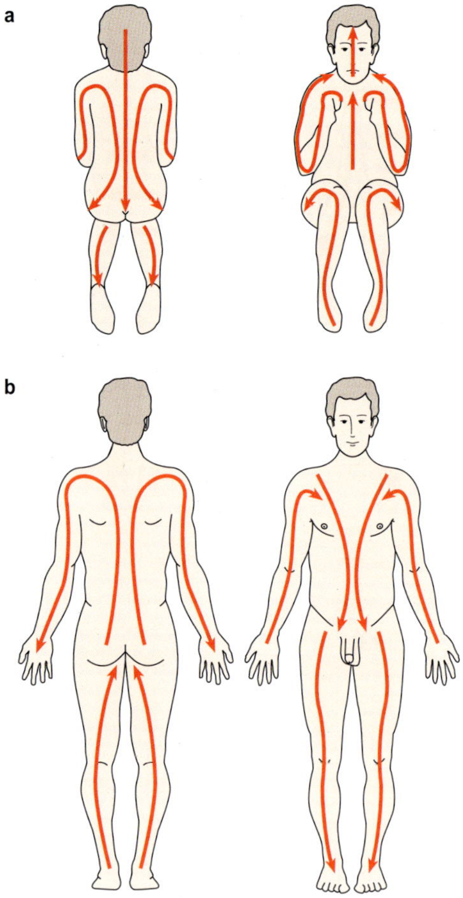

Abb. 3.8 Waschrichtung bei der diametralen Ganzkörperwaschung. a) bei Beugespastik, b) bei Streckspastik. [L141]

Tab. 3.3 Durchführung von Ganzkörperwaschungen zur Förderung der Wahrnehmung

Art der Waschung	Durchführung
symmetrische Ganzkörperwaschung	**Ziel**: Der Patient nimmt seinen Körper mit beiden Körperhälften wieder wahr. **Prinzip**: wie bei der belebenden Waschung oder bei der beruhigenden Waschung. **Vorgehen**: • Rechten und linken Arm sowie rechtes und linkes Bein gleichzeitig waschen. – Entweder wäscht eine Pflegefachperson allein. – Oder zwei Pflegefachpersonen waschen im gleichen Rhythmus. • Am Köperstamm die Hände überkreuzen, um die Verbindung der beiden Körperhälften zu verstärken.

Tab. 3.3 Durchführung von Ganzkörperwaschungen zur Förderung der Wahrnehmung (Fortsetzung)

Art der Waschung	Durchführung
neurophysiologische Ganzkörperwaschung	**Ziel**: Der Patient nimmt die stärker betroffene Seite seines Körpers wieder wahr. Der Patient soll erst seine weniger betroffene Seite spüren. Danach kann er das Gefühl auf die andere Seite übertragen. • Die Pflegefachperson steht auf der weniger betroffenen Seite. Bei Neglect steht die Pflegefachperson auf der stärker betroffenen Seite. • Die Pflegefachperson fordert den Patienten auf, die Berührungen zu spüren. Die Pflegefachperson sagt, welches Körperteil sie gerade wäscht. **Vorgehen**: • An der weniger betroffenen Hand mit dem Waschen beginnen. Über den Körperstamm zur stärker betroffenen Hand hin waschen. • Am Körperstamm die Mittellinie betonen: etwas mehr Druck geben und langsam waschen. • Jetzt das Gesicht waschen. Oder ganz zum Schluss. Das Gesicht ist besonders empfindlich und intim. Deshalb wird es nie zu Beginn gewaschen. • Den Köperstamm ebenfalls von der weniger betroffenen Seite zur stärker betroffenen Seite hin waschen. • Am weniger betroffenen Bein beginnen. Über den Unterbauch zum stärker betroffenen Bein hin waschen.
diametrale Ganzkörperwaschung	**Ziel:** Der Muskeltonus soll ausgeglichen werden. Der Patient entspannt die angespannte Muskulatur. Ein Verlust der Körperwahrnehmung kann sich auch durch eine Erhöhung des Muskeltonus zeigen. **Vorgehen**: • Den Patienten in eine sitzende oder in eine halbsitzende Position bringen. Der Muskeltonus darf sich nicht erhöhen. • Warmes Wasser verwenden: 37–40 °C. • An den Extremitäten mit einer Hand die beugende Muskulatur waschen. Gleichzeitig mit der anderen Hand die streckende Muskulatur waschen. • Bei Beugespastiken einen stärkeren Impuls an der streckenden Muskulatur geben. • Bei Streckspastiken den stärkeren Impuls an der beugenden Muskulatur geben.

Praxistipp

Therapeutische Ganzkörperwaschung: Die Reinigung steht nicht im Vordergrund

Wenn es möglich ist, dann wird der Patient mit erhöhtem Oberkörper zum Waschen positioniert.
Dadurch kann der Patient die Waschung und die Ereignisse im Zimmer besser beobachten.
Während der ganzen Waschung in Kontakt mit dem Patienten bleiben.
Wenn der Körperkontakt unterbrochen werden muss, dann über die Stimme mit dem Patienten in Kontakt bleiben. Also mit dem Patienten sprechen.
Alle Waschungen sind auch im Stuhl oder im Rollstuhl sitzend möglich.
Die Waschungen sind auch am Waschbecken möglich. Der Patient muss dazu sicher sitzen können.
Die Waschungen können am Oberkörper auch als geführte Waschungen durchgeführt werden: Die Pflegefachperson führt dabei die Hand des Patienten. Zum Beispiel liegt die Hand der Pflegefachperson auf der Hand des Patienten.

Bewegung als Wahrnehmungsangebot

Bewegungen stimulieren das **Körpergefühl**. Und sie stimulieren das **Gleichgewicht**. Bewegungen helfen dem Patienten dabei,

- eindeutige Informationen über seinen Körper zu erhalten.
- das Bewusstsein für seinen eigenen Körper wiederherzustellen.
- Orientierung der Körperposition zu erleben.
- Entwicklung und Veränderungen des Körpers zu erleben.

Bewegungsangebote anhand der Ziele erarbeiten:

Lebensfunktionen erhalten und Entwicklung erfahren

- Kann der Patient zum Beispiel einen Arm selbst bewegen? Dann mit diesem Arm kleine rhythmische Bewegungen ausführen. Oder der Patient macht dies selbstständig.

- Dem Patienten bei einem Positionswechsel oder bei der Mobilisation Halt und Orientierung vermitteln. Zum Beispiel ein Kissen vor seinen Bauch halten.
- Die Füße des Patienten am Fußballen fassen. Zur Vorbereitung auf eine Mobilisation die Füße leicht rhythmisch bewegen.
- Bei einem Positionswechsel den Körper des Patienten so bewegen, dass die Berührungsfläche mit der Unterlage möglichst groß ist. Dadurch ist die Gesamtbewegung spürbar.

Sicherheit erleben und Vertrauen aufbauen

- Den Positionswechsel langsam durchführen. Dabei mit dem Patienten Kontakt halten. Dem Patienten in der Bewegung folgen.
- Beim Positionswechsel im Sichtfeld des Patienten stehen.
- Inaktive oder spastisch gelähmte Patienten eng in ein Bettlaken wickeln. Und dann den Körper bewegen.

Den eigenen Rhythmus entwickeln

- Bewegungen rhythmisch anbieten. Der Rhythmus kann dem Atemrhythmus folgen. Der Rhythmus kann auch durch leise Musik unterstützt werden.

Außenwelt erfahren

- Durch Kleidung mit unterschiedlichen Stoffen. Mit festen Schuhen.
- Führen Sie während der Positionswechsel die Hände des Patienten über das Bett. So kann er die Grenzen des Bettes wahrnehmen.
- Temperaturunterschiede wahrnehmen lassen.

Beziehung aufnehmen und Begegnung gestalten

- Dem Patienten mit Respekt und Wertschätzung begegnen. Ein Begrüßungsritual anwenden.
- Bei der Mobilisation an die Eigenbewegungen des Patienten anknüpfen. Ebenso bei den Positionswechseln vorgehen.
- Den Patienten beobachten. Erkennen, welche Angebote er annehmen möchte. Und welche er nicht annehmen möchte. Ablehnung oder Angst bei der Mobilisation kann auch eine Reaktion auf die Pflegefachperson sein. Zum Beispiel auf ihre Art der Interaktion.

Sinn und Bedeutung geben

- Bei den Bewegungen dem Patienten anzeigen, wohin die Bewegung geht. Und zwar verbal und nonverbal. Also durch das Sprechen oder Berührungen.
- Die Hand des Patienten in die Bewegungsrichtung führen.
- Vor der Mobilisation Bademantel und Schuhe zeigen. Und fühlen lassen.
- Bewegungsabläufe mit dem Patienten abstimmen. Oder die Bewegungsabläufe durch den Patienten bestimmen lassen. Erkennen, wenn der Patient Ablehnung zeigt. Dann das Angebot anpassen. Oder das Angebot wechseln.
- Dem Patienten die Verantwortung geben für seine Bewegungen, seine Positionswechsel und die Mobilisation. Dies geschieht durch eine beratende Haltung der Pflegefachperson. Der Patient entscheidet selbst.
- Leben gestalten – Selbstbestimmung und Verantwortung erleben.

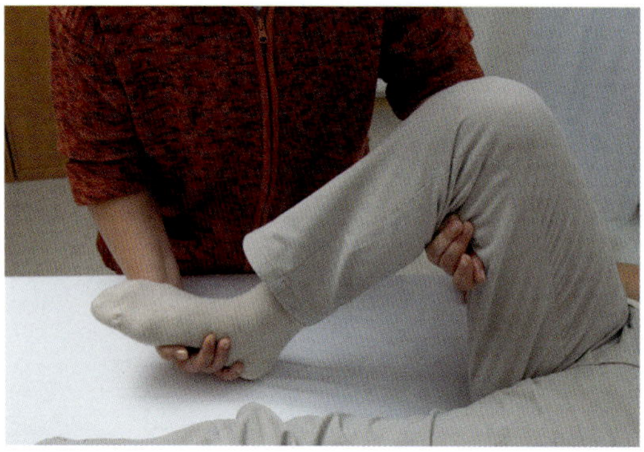

Abb. 3.9 Bewegungsübungen werden immer in Zusammenarbeit mit dem Patienten durchgeführt. [K313]

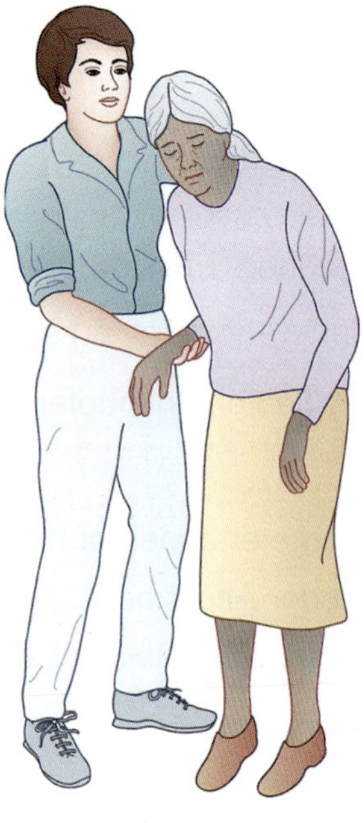

Abb. 3.10 Die Patientin behält bei den Bewegungsübungen stets ihre Selbstbestimmung. Sie sagt, was sie tun möchte. [G051]

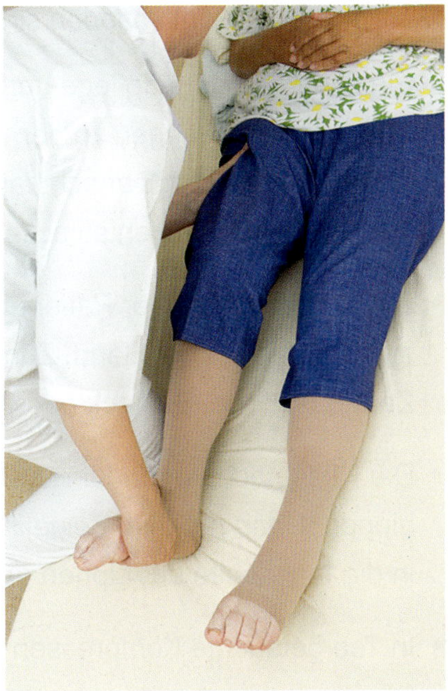

Abb. 3.11 Bewegungsunterstützung bei einer Patientin nach einem Schlaganfall. Die Pflegefachperson unterstützt die Patientin beim Aufstellen des betroffenen Beins. [K115]

Orale Stimulation

Begriffserklärung

Das Fachwort für alles, was den Mund betrifft, heißt: *oral*.

Orale Stimulation: gezielte pflegerische Maßnahmen zur Anregung im Mundraum. Ziel: Der Patient soll seinen Mundraum wieder wahrnehmen.

Der Mund hat sehr viele Rezeptoren zur Wahrnehmung. Zum Beispiel Rezeptoren in der Schleimhaut der Zunge für den Geschmackssinn.

Wann macht man eine orale Stimulation?

Patienten haben oft Verletzungen im Mundbereich. Zum Beispiel: nach einer Reanimation. Diese Verletzungen führen zu Einschränkungen der Wahrnehmung. Auch bei *Nahrungskarenz* treten Einschränkungen der Wahrnehmung im Mundraum auf. Nahrungskarenz bedeutet: Der Patient darf nichts essen.
Manchmal öffnet ein Patient seinen Mund nicht zur Mundpflege. Die orale Stimulation kann dazu beitrage, dass der Patient seinen Mund öffnet. Der Patient nimmt seinen Mund dann wieder aktiv wahr.

Mögliche orale *Stimulationen* sind:

- Einleitung der Mundpflege durch sternförmige Streichungen mit den Fingern. Und zwar von den Wangen zu den Lippen hin. Die Aufmerksamkeit wird dadurch auf den Mund gelenkt. Danach kann die Mundumgebung mit kreisenden, leichten Massagebewegungen stimuliert werden.
- Zur Vorbereitung: Der Patient bekommt vor der Essenseingabe die Möglichkeit zum Fühlen mit der Hand. Zum Beispiel: Pflegeutensilien wie Zahnbürste und Zahnpastatube, Besteck oder Obst.
- Die Pflegefachperson führt die Hand des Patienten über das Gesicht und die Lippen. Dann mit dem Zeigefinger des Patienten gezielt die Lippen abfahren. Auch in die Innenseite der Lippen gehen.
- In Tee getauchte Kompressen stimulieren den Suchreflex und den Saugreflex. Sie werden an die Lippen gehalten. Die Lippen können auch leicht mit weichen Lebensmitteln bestrichen werden. Zum Beispiel: Marmelade, Honig, Tomatensoße, Leberwurst. Dabei die Lieblingsspeisen des Patienten berücksichtigen. Bei dieser Maßnahme wird auch der Geruchssinn angeregt.

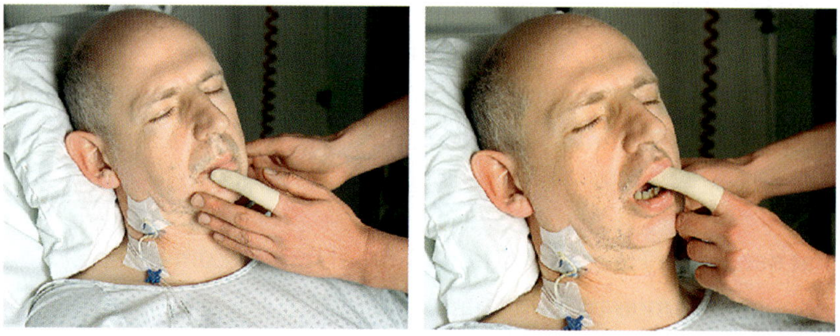

Abb. 3.12 a) Initialberührung. Dadurch weiß der Patient, dass jetzt eine Maßnahme in seinem Gesicht und Mund beginnt. b) Stimulation. Die Berührungen werden gezielt und mit eindeutigem Druck ausgeführt. Nach jeder Stimulation unterstützt die Pflegefachperson den Mundschluss. Die Pflegefachperson beobachtet, ob der Patient schluckt.
[K115]

Praxistipp

Basale Stimulation® ist immer ein Angebot

Jede Art der Stimulation bedeutet ein Angebot an den Patienten zur Wahrnehmung.

Der Patient darf ein Angebot auch ablehnen. Zum Beispiel durch eine Abwehrreaktion. Die Pflegefachperson beendet dann das Angebot.

Pflegefachpersonen beobachten den Patienten sehr genau.

Pflegefachpersonen nehmen wahr, ob das Angebot dem Patienten hilft.

Daraufhin passen Pflegefachpersonen die Angebote an: sie verkürzen die Angebote, sie versuchen die Angebote zu einem späteren Zeitpunkt noch einmal oder sie pausieren mit den Angeboten.

3.3 Bobath-Konzept

Begriffserklärung

Bobath-Konzept: Konzept zur Behandlung von Menschen mit Störungen bei der Bewegung und in den Muskeln. Die Ursache ist eine neurologische Erkrankung.

Das Gehirn soll Neues erlernen. Gesunde Hirnregionen sollen die Aufgaben von kranken Hirnregionen übernehmen.

Das **Bobath-Konzept** wurde von Berta und Karel Bobath in den 1950er-Jahren entwickelt.

Das Bobath-Konzept ist eine Bewegungstherapie. Diese Therapie wird angewendet bei Menschen mit einer angeborenen oder erworbenen zerebralen Bewegungsstörung. Die Therapie kann angewendet werden bei Menschen in jedem Alter: vom Säugling bis zum Erwachsenen.

Typische Anwendungsbereiche sind: infantile Zerebralparese, Schlaganfall, Schädel-Hirn-Trauma, Multiple Sklerose, Querschnittssyndrom und amyotrophe Lateralsklerose.

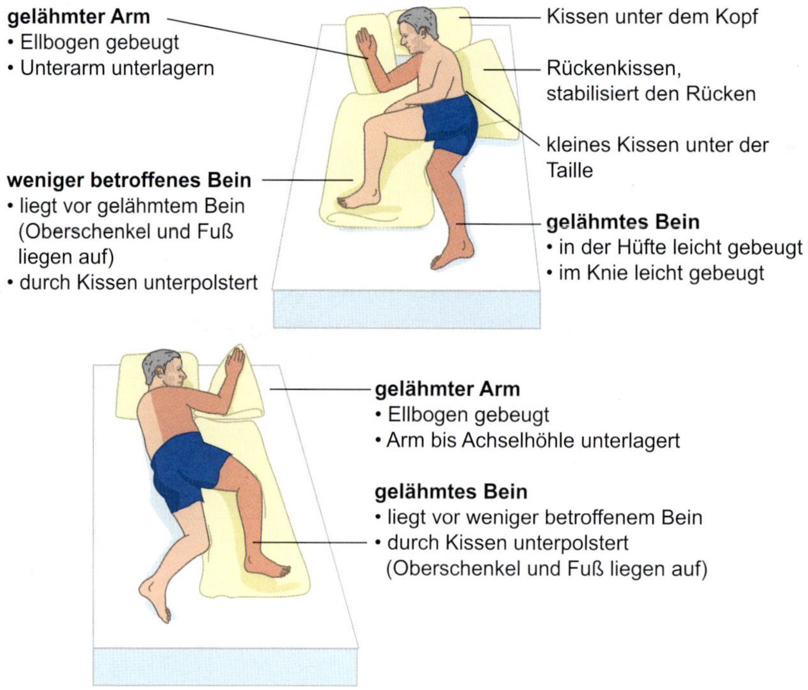

Abb. 3.13 Lagerung nach den Prinzipien des Bobath-Konzepts [L138]

Die Bewegungsstörungen gehen einher mit: einer Lähmung, einem veränderten Muskeltonus oder einer veränderten Körperwahrnehmung.

Ziele des Bobath-Konzepts sind:

- Normalisierung des Muskeltonus. Dadurch werden Bewegungen erleichtert.
- Kraftreserven und Ressourcen des Patienten erkennen. Und diese nutzen.
- Strategien zur Bewältigung für den Alltag gemeinsam mit dem Patienten entwickeln.
- Eine größtmögliche Selbstständigkeit des Patienten erreichen.

Bei allen Aktivitäten werden die Positionen so gestaltet, dass sich der betroffene Mensch leicht bewegen kann.
Im Kapitel 4.7 sind diese Positionen und Interventionen nachzulesen.

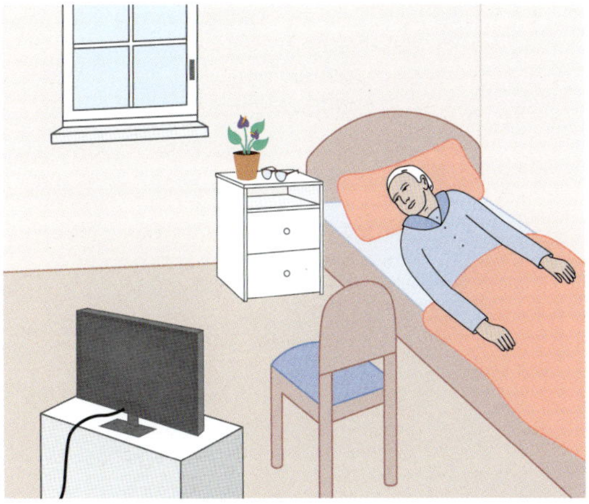

Abb. 3.14 Raumgestaltung nach den Prinzipien des Bobath-Konzepts: Die betroffene Seite sollte so oft wie möglich stimuliert werden. Zum Beispiel steht das Bett so im Raum, dass die betroffene Seite des Patienten zur Tür zeigt. Dadurch bekommt der Patient den Anreiz, seinen Kopf zur betroffenen Seite zu drehen. [L231]

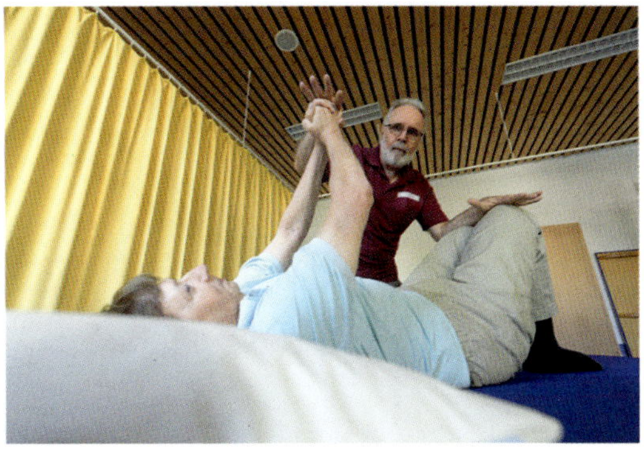

Abb. 3.15 Die Bewegungsübungen des Bobath-Konzepts gehören auch in den Aufgabenbereich der Physiotherapie. [W905-001]

4 Apoplex

4.1 Was ist ein Apoplex?

Begriffserklärung

Apoplex: Schlaganfall
Schlaganfall: wird auch als Hirnschlag bezeichnet. Plötzliche, schlagartige Störung der Hirnfunktion.
Ursache: Durchblutungsstörung des Gehirns (Ischämie) oder Hirnblutung (Hämorrhagie).
Das Fachwort für Durchblutungsstörungen des Gehirns heißt: *zerebrale Ischämie*.
Ischämie: verminderte oder fehlende Durchblutung von Gewebe. Dadurch kommt es zu einem Sauerstoffmangel in den Zellen. Bei einem hämorrhagischen Schlaganfall kann die Einblutung direkt ins Gehirn erfolgen (**intrazerebral**) oder zwischen den Hirnhäuten auftreten (**subarachnoidal**).

80 Prozent der Schlaganfälle werden durch eine Durchblutungsstörung ausgelöst (ischämischer Schlaganfall).
20 Prozent der Schlaganfälle werden durch eine Hirnblutung ausgelöst (hämorrhagischer Schlaganfall).

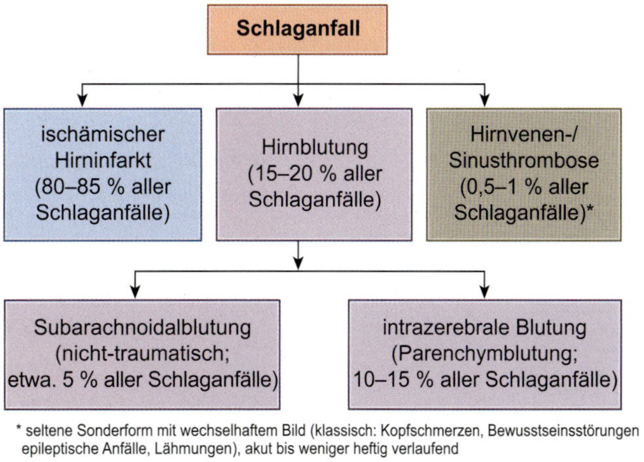

Abb. 4.1 Einteilung der verschiedenen Schlaganfall-Typen. [L255]

Schlaganfälle treten vor allem bei älteren Menschen auf.
Schlaganfälle gehören zu den häufigsten Todesursachen. Schlaganfälle sind die häufigste Ursache einer erworbenen Behinderung im Erwachsenenalter.

4.2 Wie erkennt man einen Apoplex?

Die Symptome unterscheiden sich je nach betroffenem Gebiet im Gehirn.
Typische Symptome sind:

- *Hemiparese* (Schwäche auf einer Körperseite)
- *Hemiplegie* (totale Halbseitenlähmung) vor allem in Gesicht und Arm
- **Apraxie**
- **Neglect**
- *Pusher-Syndrom*
- **Aphasie** (Sprachstörung) bei einem Schlaganfall auf der linken Seite
- Blickwendung zur Seite des Schlaganfalls
- Einschränkung des Gesichtsfelds
- bei sehr großem Schlaganfall: Bewusstseinsstörung infolge einer Erhöhung des Hirndrucks
- Antriebsstörung
- **Dysarthrie**

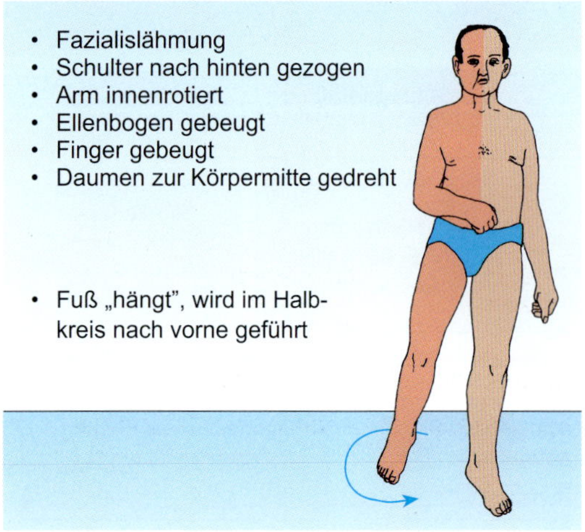

Abb. 4.2 Rechtsseitige Lähmung bei Schlaganfall
[L215]

- **Nystagmus**
- *Tetraparese* (Schwäche bei allen vier Extremitäten) oder *Tetraplegie* (vollständige Lähmung aller vier Extremitäten)
- Schluckstörung
- Doppelbilder, Störung der Augenbeweglichkeit

Begriffserklärung

Pusher-Syndrom: typisch für Patienten mit Schlaganfall in der rechten Gehirnhälfte. Die linke Körperhälfte ist stärker betroffen.
Die Betroffenen haben eine veränderte Wahrnehmung der eigenen Körperposition. Deshalb drücken sich die Betroffenen mit der weniger betroffenen rechten Seite zur linken Seite. Das Drücken geschieht im Liegen, Sitzen oder Stehen.
Neglect: eine Körperhälfte wird nicht wahrgenommen
Aphasie: Sprachstörung
Apraxie: Unfähigkeit, Bewegungen zielgerichtet und sinnvoll auszuführen
Dysarthrie: stockendes, abgehacktes Sprechen
Nystagmus: unkontrollierte Augenbewegungen

4

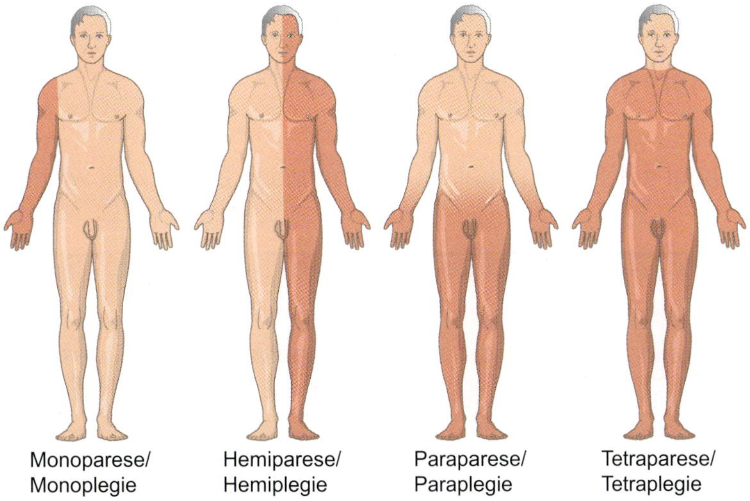

Abb. 4.3 Übersicht über die verschiedenen Lähmungen nach einem Schlaganfall. Begriffserklärung: *mono-*: ein, *hemi-*: halb, *tetra-*: vier. *Parese*: Schwäche, unvollständige Lähmung. *Plegie*: vollständige Lähmung.
[L190]

4.3 Welche Risikofaktoren gibt es?

Es gibt Risikofaktoren, die die Entstehung eines Schlaganfalls begünstigen. Typische Risikofaktoren sind:

- Rauchen
- Bluthochdruck
- Diabetes mellitus
- Störungen des Fettstoffwechsels
- Vorhofflimmern
- Arteriosklerose (Verengung der Gefäße durch Ablagerungen)
- hohes Lebensalter
- Bewegungsmangel
- zu viel Cholesterin im Blut
- Übergewicht
- starker Alkoholkonsum

Männer sind häufiger betroffen als Frauen.

4.4 Welche Diagnostik wird gemacht?

Bei einem Verdacht auf Schlaganfall ist eine schnelle Diagnostik wichtig.

Merkhilfe

Time is brain
Je mehr Zeit bis zur Behandlung eines Schlaganfalls vergeht, desto stärker sind die bleibenden Schäden.
Deshalb gilt dieser englische Merkspruch bei Verdacht auf Schlaganfall: **Time is brain**. Die deutsche Übersetzung heißt: Zeit ist Gehirn.

In großen Kliniken gibt es eine Stroke-Unit. Das ist eine Station, die auf die Behandlung von Schlaganfällen spezialisiert ist. Stroke ist Englisch und heißt: Schlaganfall.

Zur Diagnostik werden folgende bildgebende Verfahren eingesetzt:

- *MRT* (Magnetresonanztomographie)
- *CT* (Computertomographie)
- *MR-Angiografie* (Magnetresonanzangiographie)
- *Doppleruntersuchung* oder *Duplexuntersuchung*

Weitere Untersuchungen sind:

- Blutuntersuchung mit Bestimmung der Blutfette und des HbA1c
- Duplexuntersuchung zum Nachweis von Engstellen in den Gefäßen (Stenosen)
- Langzeit-EKG zum Ausschluss von Vorhofflimmern
- *Transösophageale Echokardiografie*: Mögliche Quellen für eine Embolie im Herzen werden gesucht. Zum Beispiel: Thromben, offenes *Foramen ovale*.
- Langzeitmessung des Blutdrucks

Bei frühzeitigem Erkennen eines Schlaganfalls kann eine Lysetherapie mit Medikamenten erfolgen.
Die Lysetherapie kann aber nur in einem bestimmten Zeitfenster durchgeführt werden. Wenn die Lysetherapie zu spät gemacht wird, dann besteht die Gefahr einer Hirnblutung.

Begriffserklärung

Lysetherapie: Therapie mit Medikamenten zur Auflösung eines Blutgerinnsels. Dadurch wird eine ausreichende Blutversorgung des betroffenen Bereichs wieder möglich.

4.5 Welche Komplikationen können auftreten?

Komplikationen nach einem Schlaganfall können sein:

- Hirnödem, Hirndruckerhöhung
- alle Folgen einer Immobilität wie Kontrakturen, Thrombosen, Embolien, Pneumonien, Dekubitus
- Stürze mit Verletzungen

- bei Blasenstörungen: Inkontinenz, Harnwegsinfektionen
- bei Schluckstörungen: Aspiration, Mangelernährung
- schwere bleibende Behinderung
- psychische Veränderungen, Depression, kognitive Defizite
- Rezidivschlaganfall (wiederauftretender Schlaganfall)
- epileptische Anfälle

4.6 Wie behandelt man einen Apoplex?

Neben der oben beschriebenen Lysetherapie werden folgende Maßnahmen durchgeführt:

- Schnelle Aufnahme auf eine spezialisierte Schlaganfallstation (eine Stroke-Unit).
- Monitoring mit Überwachung von: Herzfrequenz, Blutdruck, Sauerstoffsättigung, Temperatur, Blutzucker und neurologischem Zustand.
- Anwendung spezieller Skalen für Patienten mit Schlaganfall. Zum Beispiel: NIH-Stroke-Scala.
- Einstellen des Blutdrucks auf Werte zwischen 160/90 und 180/100 mmHg. Senkung des Blutdrucks anfangs nur bei Blutdruckwerten über 220 mmHg systolisch.
- Sicherstellen einer ausreichenden Versorgung mit Sauerstoff.
- Blutzuckereinstellung auf 80–180 mg/dl. *Hyperglykämien* (zu hoher Blutzucker) und *Hypoglykämien* (zu niedriger Blutzucker) verschlechtern die Prognose.
- Senken einer erhöhten Körpertemperatur auf unter 37,5 °C.
- Normalisierung des Flüssigkeitshaushalts. Normalisierung des Elektrolythaushalts.
- Behandlung von Komplikationen. Zum Beispiel Therapie eines erhöhten Hirndrucks.
- Erfassung der Alltagsfähigkeiten mithilfe des Barthel-Index. Der Barthel-Index dient der Einschätzung der alltäglichen Fähigkeiten eines Patienten. Damit wird der pflegerische Unterstützungsbedarf eingeschätzt. Und er wird zur Verlaufskontrolle eingesetzt.
- Pneumonieprophylaxe, Thromboseprophylaxe, Dekubitusprophylaxe, Kontrakturenprophylaxe

Welche Medikamente werden verwendet?

Zur Vermeidung von weiteren Schlaganfällen werden folgende Medikamente gegeben:

- Verhinderung einer Thrombozytenaggregation (Zusammenklumpen der Thrombozyten) mit Azetylsalizylsäure oder Clopidogrel. Zum Beispiel: ASS® oder Plavix®.
- Bei Vorhofflimmern orale Antikoagulation (Blutverdünnung) mit Vitamin-K-Antagonisten oder direkten oralen Antikoagulanzien. Zum Beispiel: Marcumar®, Eliquis®, Xarelto®, Pradaxa®.
- Operation oder Einlage eines Stents (Draht zum Offenhalten eines Gefäßes) bei ausgeprägter Gefäßstenose (Verengung des Gefäßes).
- Gabe eines Statins. Das ist ein Medikament zur Senkung des Blutcholesterins. Das Medikament erweitert zusätzlich die Gefäße.

4.7 Welche pflegerischen Maßnahmen sind erforderlich?

Bobath-Konzept

Die Anwendung des Bobath-Konzepts bei Patienten nach einem Schlaganfall hat folgende Vorteile:

- die Normalisierung des Muskeltonus
- die Förderung von Körperwahrnehmung und Haltungskontrolle
- Wiedererlangen physiologischer Bewegungsabläufe

Das **Bobath-Konzept** ist für diese Ziele besonders gut geeignet. Es berücksichtigt: Neu-Lernen, die Sensomotorik und die Physiologie und Pathophysiologie der Motorik. Weitere Informationen zum Bobath-Konzept finden Sie in Kapitel 3.3.

Eine Komplikation nach einem Schlaganfall ist das **Schulter-Arm-Syndrom** der betroffenen Seite. Patienten benutzen die Seite aufgrund der Schädigung von bestimmten Gehirnarealen nicht mehr. Oder der Arm oder die Schultern werden falsch gelagert, falsch bewegt oder falsch positioniert. Dadurch kommt es zu: Versteifungen (Kontrakturen), Entzündungen, Schwellungen.
Pflegefachpersonen achten auf den richtigen Umgang mit Schulter und Arm auf der betroffenen Seite.

Umgang mit dem betroffenen Arm nach den Prinzipien des Bobath-Konzepts. Folgendes gilt für alle Bewegungsübergänge und Positionierungen:

- Das Herabfallen des Arms jederzeit verhindern. Längeres Herabhängen des Arms vermeiden. Nicht am Arm ziehen.
- Den stärker betroffenen Arm über 50 Grad nach oben heben. Den Arm nicht über die Schulter der Pflegefachperson legen.
- Beim Transfer das Gewicht des Arms übernehmen. Dazu den Arm oberhalb des Ellenbogens nah beim Schultergelenk fassen. Und am Handgelenk oder der Hand.
- Den Oberarmkopf in der Gelenkpfanne ausrichten: Das Gewicht des Arms übernehmen, den Arm leicht nach außen drehen und zum Körper führen.
- In Rückenlage und im Sitzen: Den Oberarmkopf in die Gelenkpfanne bringen. Den Arm und Ellenbogen so unterlagern, dass Gewicht vom Schultergelenk weggenommen wird.

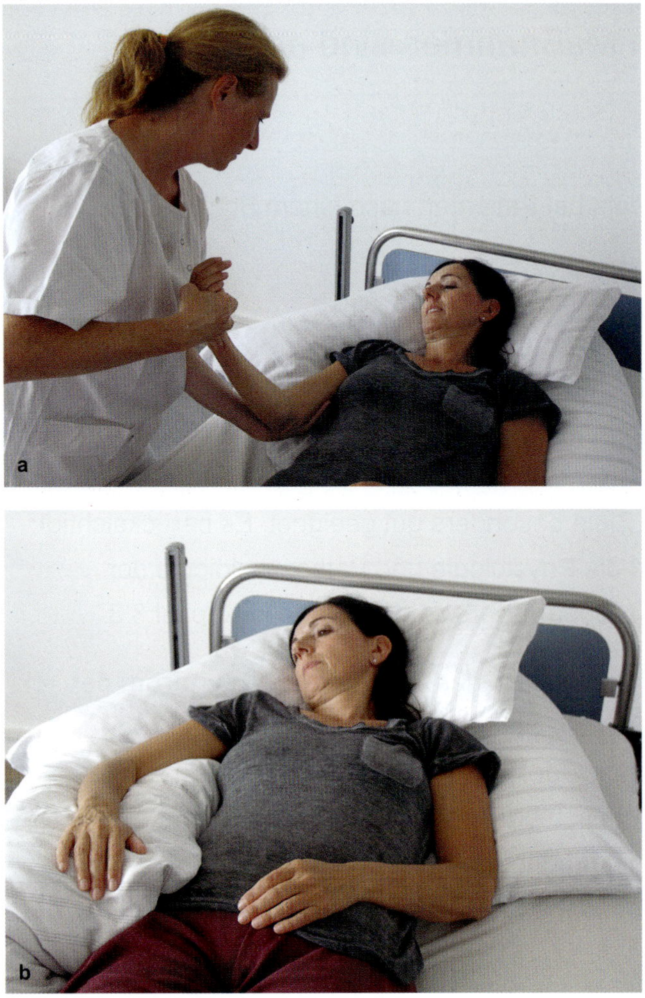

Abb. 4.4 Korrekte Armhaltung. Richtige Ausrichtung des Oberarmkopfs in der Gelenkpfanne bei Bewegung und Positionierung. Hier ist der rechte Arm der mehr betroffene. [L271]

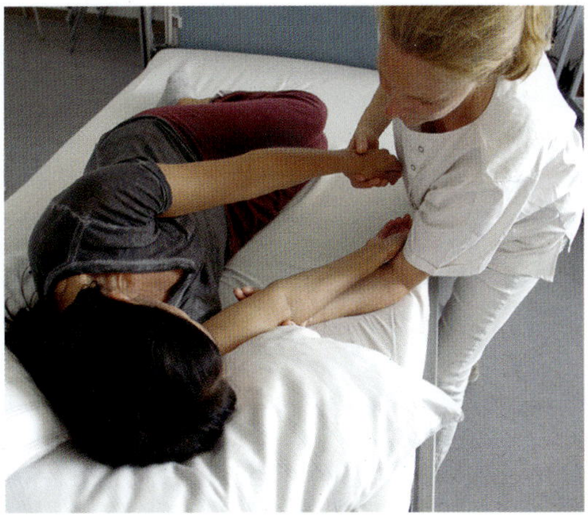

Abb. 4.5 Drehen auf die mehr betroffene Seite (im Bild: rechts). Das genügend dicke Kissen liegt nur unter dem Kopf und trägt Gewicht des Kopfes. Die Pflegefachperson bringt den betroffenen Oberarm in eine leichte Außenrotation. Sie führt den Oberarm vorsichtig beim Drehen mit. Dabei kann der Unterarm der Patientin auf dem Unterarm der Pflegefachperson liegen. [L271]

4

Beim **Drehen** auf die **mehr betroffene Seite**:

- Das Kopfkissen nur unter dem Kopf positionieren.
- Die Pflegefachperson übernimmt das Gewicht des betroffenen Arms.
- Die Pflegefachperson dreht den betroffenen Arm leicht nach außen und legt den Arm etwas vom Körper entfernt ab.
- Die Pflegefachperson führt während des Drehens den betroffenen Arm vorsichtig mit.

Beim **Drehen** auf die **weniger betroffene Seite**:

- Die Pflegefachperson legt ein gefaltetes Badehandtuch oder Laken von vorne über die betroffene Schulter nach hinten um das Gesäß. So wird das Schulterblatt der betroffenen Seite am Brustkorb stabilisiert.
- Die Pflegefachperson unterlagert den betroffenen Arm so, dass der Arm keinen Zug auf das Schultergelenk ausübt.
- Die Pflegefachperson mobilisiert das betroffene Schulterblatt: Das Schulterblatt mit der flachen Hand in Richtung Wirbelsäule schieben. Dann wieder wegziehen.

Praxistipp

Herausziehen des Schulterblatts

Wenn das betroffene Schulterblatt von der Wirbelsäule weg nach vorne herausgezogen wird, dann kann bei schlaffem Muskeltonus die Muskulatur überdehnen. Die Rumpfstabilität wird dadurch verschlechtert.
Daher gilt folgendes:
Kein Kissen unter Ellenbogen und Oberarm platzieren. Der Oberarmkopf ist dann nicht mehr korrekt in der Gelenkpfanne positioniert. Es kommt zu: Abschnürungen, Schwellungen von Arm und Hand.

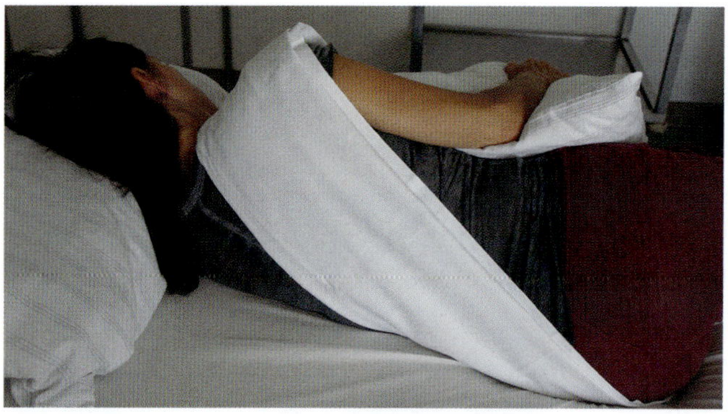

Abb. 4.6 Positionierung auf der weniger betroffenen Schulter (im Bild: links). Die Pflegefachperson legt ein gefaltetes Badehandtuch oder Laken von vorne über die Schulter nach hinten um das Gesäß. So wird das Schulterblatt am Brustkorb stabilisiert. [L271]

Der venöse und lymphatische Abfluss kann durch folgende Maßnahmen unterstützt werden:

- Die Hand leicht erhöht positionieren.
- Das Handgelenk immer leicht strecken. Nie zur Handinnenfläche abknicken lassen. Diese Funktionsstellung der Hand kann erreicht werden mit einem Handtuch oder einer speziellen Handlagerungsschiene.
- Keine einschnürende Kleidung auswählen. Weite Oberteile erleichtern das Anziehen.
- Folgendes am stärker betroffenen Arm nicht durchführen: Blutabnahmen, Infusionen, Blutdruckmessung.
- Verletzungen vermeiden: kein Einklemmen oder Anstoßen der Hand.

Besonderheit: Hüftkomplikationen

Bei einem schlaffen Muskeltonus sinkt das Becken auf der mehr betroffenen Seite nach hinten und unten. Das Bein rutscht in eine Abspreizung (Abduktion) und Außenrotation. Das liegt am fehlenden Muskeltonus und der Schwerkraft. Über längere Zeit entsteht im Hüftgelenk eine Gelenksverletzung, die *Subluxation* genannt wird. Die Subluxation führt zu Schmerzen, ähnlich wie im Schultergelenk.
Ein korrekter Umgang mit Hüfte und Bein auf der mehr betroffenen Seite ist wichtig. Vom ersten Tag an achten Pflegefachpersonen auf Folgendes:

- In Rückenlage: Ein kleines Kissen oder Handtuch an das Becken oder unter das Becken schieben, bis die Hüften gleich sind. In der Regel ist damit auch die Fehlhaltung des Beins korrigiert.
- Beim Bewegen: Vor dem Aufstellen der Beine: Das mehr betroffenen Bein zunächst in eine physiologische Position bringen. Beine nacheinander anstellen. Oder vom Patienten selbst anstellen lassen. Das Bein auf der mehr betroffenen Seite fixieren, damit es nicht nach außen fällt.

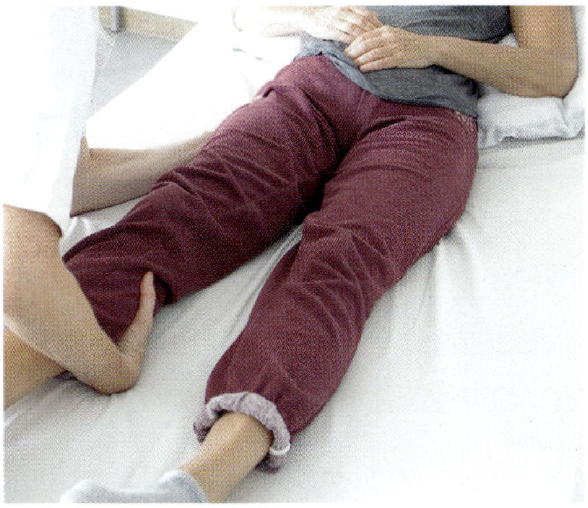

Abb. 4.7 Korrekter Umgang mit dem mehr betroffenen Bein: Die Pflegefachperson fasst mit einer Hand an den Oberschenkel. Mit der anderen Hand fasst sie in Kniehöhe an das Bein. Die Pflegefachperson bringt das Bein im Hüftgelenk in eine physiologische Position. Dann stellt sie das Bein an. [L271]

- Beim Drehen auf die mehr betroffene Seite: Nach der richtigen Positionierung wird das Bein durch das Körpergewicht in der richtigen Position gehalten. Das oben liegende Bein der weniger betroffenen Seite ist korrekt auf Hüfthöhe gelagert.
- Beim Sitzen im Stuhl oder Rollstuhl: Bei bestehender Ungleichheit ein Handtuch unter die betroffene Gesäßhälfte legen. Beinposition korrigieren. Eventuell durch ein Kissen entlang des Oberschenkels stabilisieren. Darauf achten, dass die Füße flächig auf dem Boden stehen.

Pflegemaßnahmen bei einem Menschen mit Pusher-Syndrom

Das **Pusher-Syndrom** ist typisch für Patienten mit stärker betroffener linker Körperhälfte. Also wenn die Schädigung rechts im Gehirn ist.
Die Betroffenen haben eine veränderte Wahrnehmung der eigenen Körperposition. Deshalb drücken sich die Betroffenen mit der weniger betroffenen rechten Seite zur linken Seite. Das Drücken geschieht im Liegen, Sitzen oder Stehen.

Merkhilfe

Patienten nicht gerade hinsetzen
Patienten mit Pusher-Syndrom haben oft das Gefühl, zu fallen: bei Bewegungsübergängen oder bei Versuchen, sie gerade hinzusetzen oder hinzustellen.
Aussagen wie „Sie brauchen keine Angst zu haben." oder „Ich halte Sie schon." sind wirkungslos. Die Patienten greifen nach allem, an dem sie sich festhalten können.

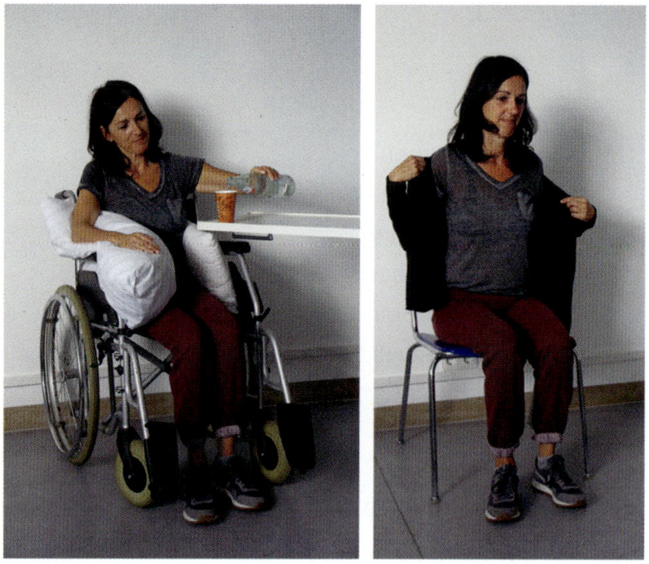

Abb. 4.8 Links: Die Patientin hat wenig Haltungskontrolle im Sitzen. Daher braucht die Patientin eine ausreichende Unterstützungsfläche: Aufstellen der Füße auf den Boden, Kissen unter dem rechten, betroffenen Arm. Durch gute Stabilität wird die Bewegung des linken Arms einfacher. Rechts: Bei mehr Haltungskontrolle kann die Fläche zur Unterstützung kleiner werden. So sind Bewegungen leichter möglich.
[L271]

Maßnahmen beim **Pusher-Syndrom** sind:

- Für Sicherheit sorgen: Die hohe Sturzgefahr bei allen Bewegungsübergängen beachten.
- Stabile Unterstützungsfläche gewährleisten.
- Langsam bewegen. Die Bewegungsübergänge in einzelnen Schritten für den Patienten nachvollziehbar gestalten. Auch innerhalb des Bettes. Transfer aus dem Bett immer über die weniger betroffene Seite: Die Pflegefachperson sitzt am Bettrand neben dem Patienten auf der weniger betroffenen Seite. Sie verlagert das Patientengewicht vorsichtig zu sich hin.
- Den Patienten aktiv mit einbeziehen. Klare Richtungsangaben machen. Zum Beispiel: „Bringen Sie den Kopf in Richtung Ihrer Knie."
- Den Patienten anfangs nur kurze Zeit im Rollstuhl sitzen lassen. Wenn das Drücken deutlich stärker wird, dann abbrechen. Orientierung und Reize auf der weniger betroffenen Seite anbieten. Zum Beispiel: Tisch, Gegenstände, Bilder auf dem Tisch, Berührungen.
- Aktivierung des Patienten bei der Körperpflege. Und bei Bewegungsübergängen. Durch die eigenen Bewegungen und Berührungen werden *Propriozeptoren* (Rezeptoren für die Tiefensensibilität) stimuliert.

- Die Körperpflege anfangs im Bett im stabilen Sitz durchführen. Oder auf der mehr betroffenen Seite. Bei ausreichender Haltungskontrolle am Waschbecken.

Körperpflege bei Apoplex

Die Körperpflege nach Schlaganfall erfolgt nach den Prinzipien der Basalen Stimulation®. Die Grundlagen der Basalen Stimulation können Sie im Kapitel 3.2 lesen.

Positionen für die Körperpflege
Das Waschen in flacher Rückenlage ist nicht geeignet. Kein Mensch wäscht sich im Liegen. In der flachen Rückenlage kann der Patient nicht selbst aktiv werden. Mit dem Blick an die Decke kann er nicht mitverfolgen, was um ihn herum passiert.

Geeignete Positionen für die Körperpflege sind:

- Stabiler Sitz im Bett in A-Positionierung
- Seitenlage auf der mehr betroffenen Seite: In dieser Position kann der Patient die Körperpflege zum Teil selbst durchführen. Außerdem kann der Patient auch beim Anziehen so liegen bleiben. Das Positionieren auf der mehr betroffenen Seite fördert die Körperwahrnehmung.
- Sitzen am Bettrand
- Stabiler Sitz im Stuhl oder Rollstuhl
- Sitzen am Waschbecken ohne Hilfsmittel
- Stehen am Waschbecken

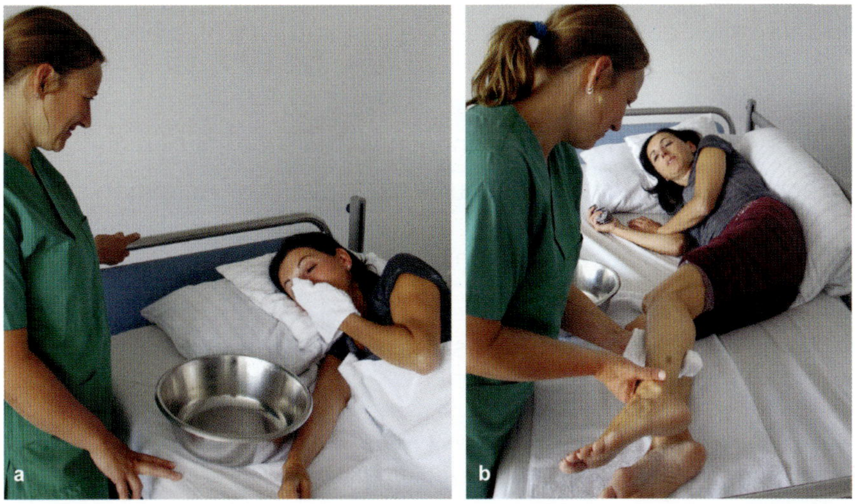

Abb. 4.9 Die Patientin liegt auf der mehr betroffenen Seite.
[L271]

Praxistipp

Für alle sitzenden Positionen muss der Kreislauf des Patienten ausreichend stabil sein.
Die Pflegefachperson beobachtet den Patienten auf Zeichen eines instabilen Kreislaufs: schneller Puls, niedriger Blutdruck, kalter Schweiß, nachlassende Kontaktfähigkeit.
Wenn der Kreislauf des Patienten instabil ist, dann muss das Sitzen sofort abgebrochen werden.
Der Patient muss in der Lage sein, seinen Körper und seinen Kopf zu halten. Wenn der Patient damit Probleme hat, dann muss durch genügend Unterstützung stabilisiert werden. Zum Beispiel durch den Einsatz von Kissen.
Das Sitzen kann sehr erschöpfend sein. Der Muskeltonus kann sich verändern. Es kann zu Spastiken kommen. Dann ist es besser, den Patienten im Bett zu waschen.

Pflegemaßnahmen bei einem Menschen mit Apraxie

Apraxie bezeichnet die Unfähigkeit, Bewegungen aus dem Gedächtnis abzurufen. Menschen mit Apraxie haben keine Erinnerung an normale Bewegungsabläufe. Es liegt keine Lähmung vor. Aber die Patienten können keine zielgerichteten Bewegungen sinnvoll durchführen.
Maßnahmen bei **Apraxie** sind:

- Einfühlungsvermögen zeigen. Geduld zeigen.
- Einfache Tätigkeiten aus dem Alltag auswählen und zum Neulernen üben. Zum Beispiel: Haare kämmen.
- Mit kleinen Handlungseinheiten beginnen: nur Gesicht waschen und Zähne putzen. Nach und nach Schwierigkeit und die Anzahl der Aufgaben steigern.
- Eindeutige taktile Informationen geben.

Pflegemaßnahmen bei einem Menschen mit Neglect

Begriffserklärung

Neglect: Störung der Aufmerksamkeit durch neurologische Schädigungen. Der Patient kann eine Körperhälfte nicht mehr wahrnehmen.

Ein Neglect kann sich unterschiedlich zeigen. Er kann auf folgende Bereiche bezogen sein: auf den eigenen Körper, auf den Greifraum oder auf die Umgebung. Ein Neglect kann unterschiedliche Wahrnehmungen betreffen.
Maßnahmen bei **Neglect** sind:

- Die Klingel immer auf der weniger betroffenen Seite platzieren.
- Den Blick des Patienten aufnehmen. Seinen Blick über die Körpermitte zur mehr betroffenen Seite lenken. Zum Beispiel durch Ansprechen.
- Von der weniger betroffenen Seite zur mehr betroffenen Seite arbeiten.
- Beim Drehen und Aufsetzen auf die mehr betroffene Seite: ruhig und in kleinen Schritten vorgehen. Die Patienten haben Angst, „ins Nichts" zu fallen. Bei ausgeprägtem Neglect über die weniger betroffene Seite mobilisieren.

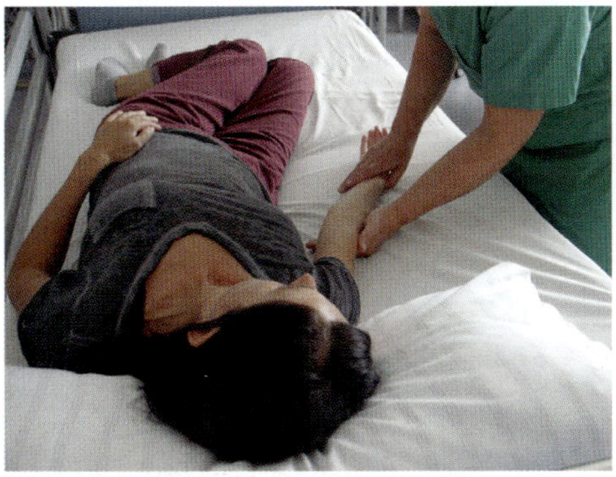

a) Die Patientin stellt die Beine an und dreht sie zur Seite. Die Pflegefachperson bringt den mehr betroffenen Arm in eine Außenrotation.

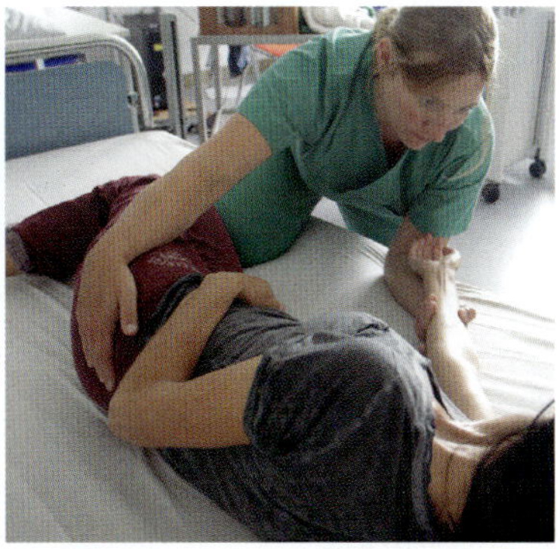

b) Die Patientin leitet die Bewegung über die weniger betroffene Seite ein, die Pflegende unterstützt das Drehen und achtet auf den mehr betroffenen Arm.

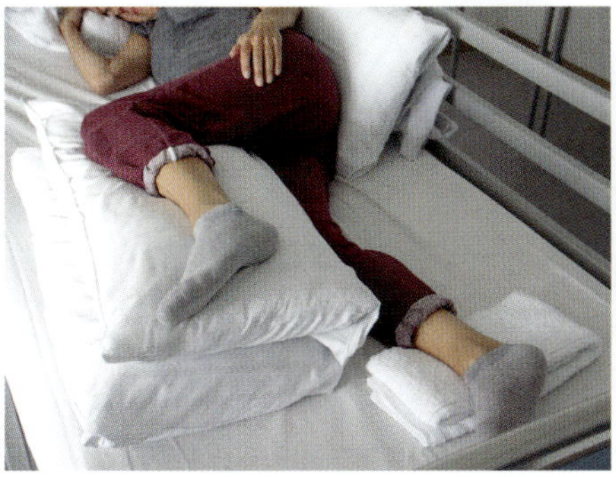

c) Der Rücken ist durch Kissen und hoch gestelltes Bettgitter stabilisiert. Die Pflegefachperson hat die Beine gelagert.

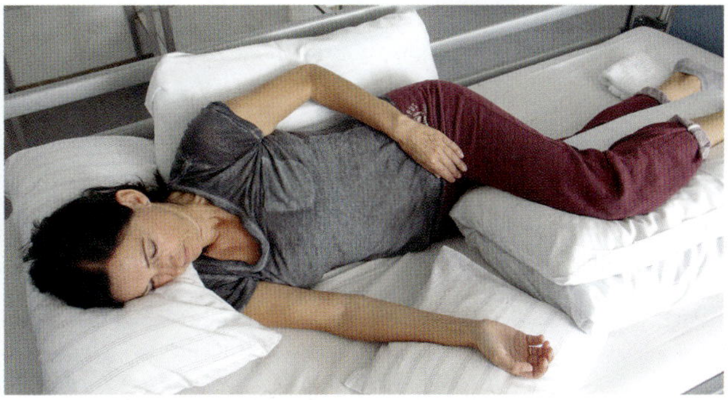

d) Der mehr betroffene Arm ist in Außenrotation gelagert, der Kopf in Neutralstellung. Die Patientin kann den oben liegenden weniger betroffenen Arm selbst bewegen und positionieren.

Abb. 4.10 Drehen und Positionieren auf die mehr betroffene rechte Seite [L271]

- Für Stabilität sorgen. Zum Beispiel: A-Positionierung, Seitenlage auf der mehr betroffenen Seite, stabiler Sitz im Bett, Sitzen im Stuhl.
- Die Sturzgefahr beachten.
- Körperteile und Gelenke auf der mehr betroffenen Seite aktiv schützen. Denn der Patient kann das nicht selbst tun.

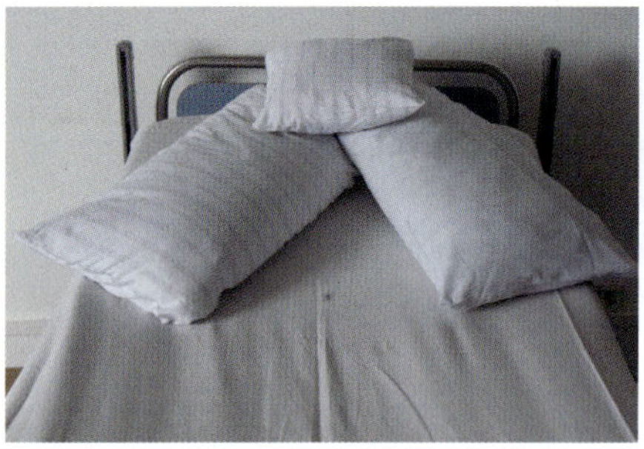

a) Die Kissen A-förmig im Bett positionieren.

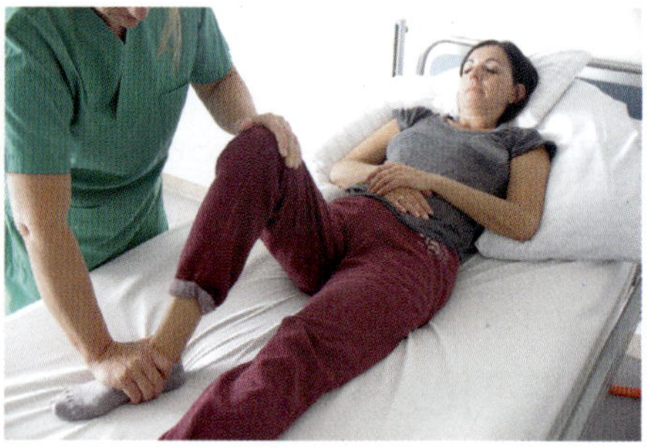

b) Aufstellen des mehr betroffenen Beins unterstützen oder übernehmen. Bewegung über den Fuß einleiten.

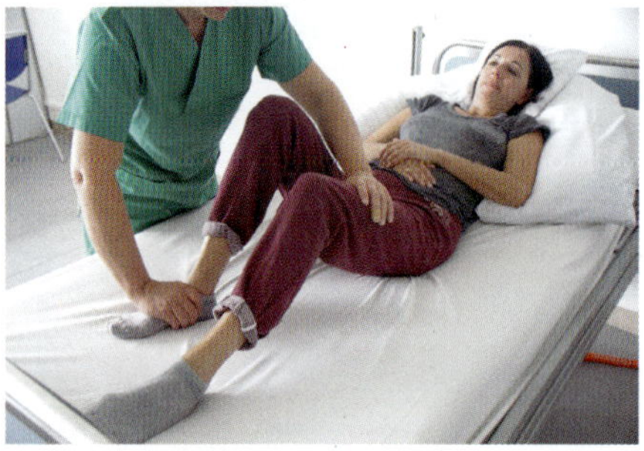

c) Taktilen Impuls geben, um das Aufstellen des weniger betroffenen Beins zu initiieren.

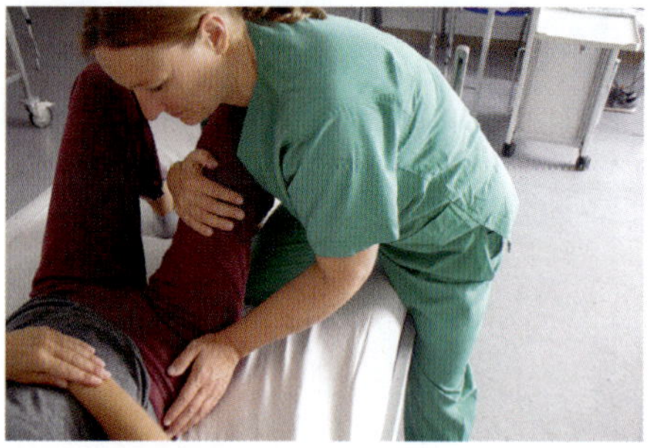

d) Stärker betroffenes Bein mit der eigenen Achsel stabilisieren.

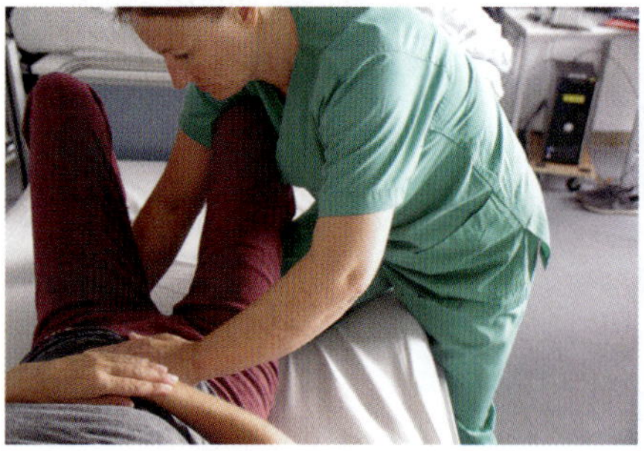

e) Taktilen Impuls geben, um das Becken matratzenwärts zu kippen.

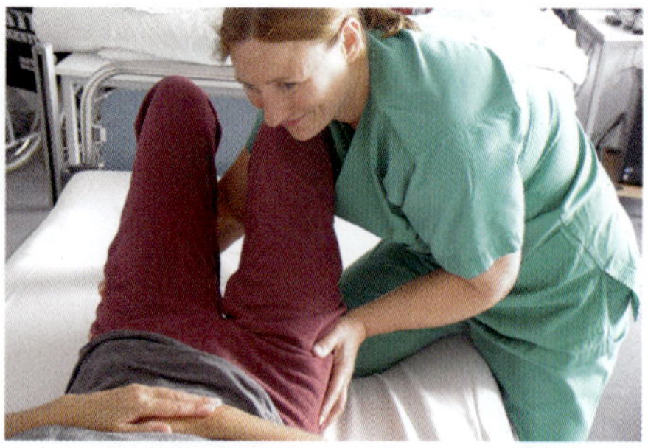

f) Mit beiden Händen rechts und links am Becken taktilen Impuls geben und die Patientin beim Anheben unterstützen.

Abb. 4.11 Die A-Positionierung sorgt für Stabilität. [L271]

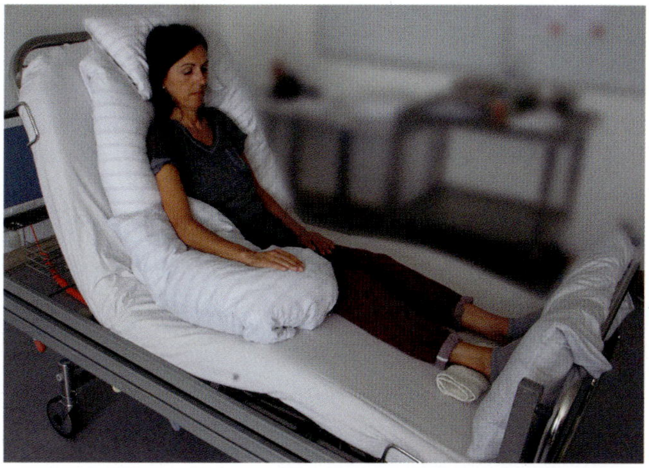

Abb. 4.12 Stabiler Sitz im Bett [L271]

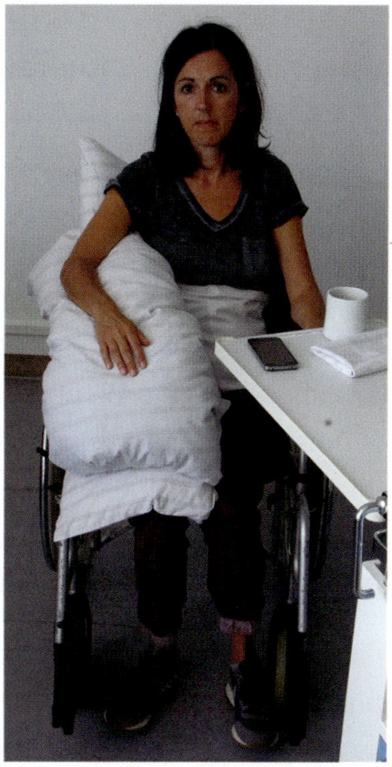

Abb. 4.13 Patientin nach einem Apoplex sitzt im Rollstuhl. Die Unterstützungsfläche für einen stabilen Sitz wird nach den Fähigkeiten der Patientin gewählt. Im Bild: Patientin braucht viel Unterstützung. Daher wird ein großes Kissen als Unterstützungsfläche benutzt. [L271]

Praxistipp

Nichts erzwingen!
Die Aufmerksamkeit zur mehr betroffenen Seite darf man nicht erzwingen. Bei einem starken **Neglect** kann der Patient Gegenstände auf der stärker betroffenen Seite nicht finden. Der Patient kann keine Menschen auf dieser Seite wahrnehmen. Oder mit ihnen in Beziehung treten. Das kann beim Patienten zum Gefühl der Isolierung führen. Und zu depressiver Verstimmung.
Der Patient braucht ein Bewusstsein für seine Krankheit. Erst dann kann er sich seiner betroffenen Seite zuwenden. Erst wenn das Bewusstsein und die Aufmerksamkeit für die betroffene Seite vorhanden sind, können Nachtschränkchen und Gegenstände auf die betroffene Seite gestellt werden. Und auch Besucher können sich von dieser Seite nähern.

Ernährung

Patienten nach einem Schlaganfall haben häufig eine Schluckstörung. Das Fachwort für Schluckstörung heißt: *Dysphagie*.
Die Nahrung muss dann angepasst werden. Zum Beispiel: pürierte Speisen. Oder das Anreichen der Nahrung unter Beobachtung einer Pflegefachperson. So kann ein Verschlucken verhindert werden.
Die Schluckstörung kann unterschiedlich stark sein. Folgende Maßnahmen unterstützen eine Nahrungsaufnahme ohne Komplikationen:

- Orale Aufnahme der Nahrung. Gegebenenfalls muss die Konsistenz der Nahrung angepasst werden.
- Enterale Ernährung über eine Ernährungssonde.
- Eine Anlage eines Tracheostomas bei schweren Schluckstörungen zum Verhindern einer *Aspiration* (Verschlucken von Speiseresten in die Luftröhre).

Ausscheidung

Nach einem Schlaganfall kann eine *Harninkontinenz* bestehen.
Es gibt folgende Ursachen für eine Inkontinenz nach einem Schlaganfall:

- Der Patient ist gelähmt und kann nicht zur Toilette gehen.
- Der Patient kann sich nicht bemerkbar machen aufgrund von Aphasie oder Apraxie.
- Der Patient nimmt die Füllung seiner Harnblase nicht wahr durch eine Störung der Wahrnehmung.

Anfangs kann ein transurethraler Blasenkatheter zur *Bilanzierung* sinnvoll sein. Nach der akuten Phase sollte der Blasenkatheter entfernt werden. Die Pflegefachpersonen führen ein Toilettentraining mit dem Patienten durch: im Bett, auf dem Toilettenstuhl oder auf der Toilette.

Beratung

Nach der akuten Behandlung braucht der Patient noch weitere Betreuung. Der Patient wird dazu in eine Einrichtung zur neurologischen Rehabilitation verlegt. Oder der Patient wird ambulant weiter behandelt. Ziel der Rehabilitation ist ein Wiedererlangen der alltäglichen Fähigkeiten des Patienten. Außerdem eine Wiedereingliederung in gesellschaftliche Aktivitäten.

Begleitung von Angehörigen
Patienten nach einem Schlaganfall haben meist noch lange Zeit Einschränkungen im Alltag. Das belastet auch die Angehörigen. Angehörige brauchen Informationen. Sie brauchen Begleitung bei der Bewältigung der neuen Situation.
Pflegefachpersonen leiten Angehörige zu pflegerischen und therapeutischen Maßnahmen an.
Pflegefachpersonen informieren den Patienten und seine Angehörigen über Folgendes:

- Möglichkeiten zur finanziellen Unterstützung
- Hilfsmittel für den Alltag
- Versorgungsstrukturen am Wohnort
- Unterstützung durch Pflegedienste
- Anpassung des häuslichen Umfelds, zum Beispiel Umbau des Badezimmers

Vorbeugung eines Apoplex

Das Fachwort für Vorbeugung heißt: *Prävention*.
Es kann nicht immer vorgebeugt werden.
Aber die Verringerung der Risikofaktoren führt zu einem geringeren Risiko, einen Schlaganfall zu erleiden. Folgende Maßnahmen beugen vor:

- nicht rauchen
- viel bewegen, Sport treiben
- sich ausgewogen ernähren
- rechtzeitige Diagnostik von Vorhofflimmern, Antikoagulation (Blutverdünnung)
- bei Patienten mit Diabetes: gute Blutwerte
- normaler Blutdruck
- Blutfette im Normbereich

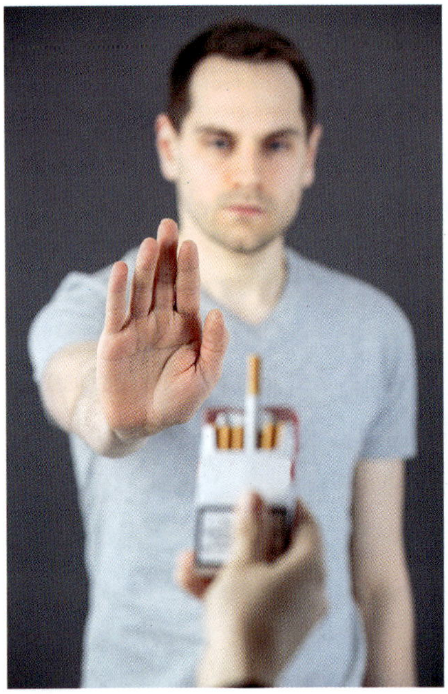

Abb. 4.14 Der Verzicht auf Rauchen verringert das Schlaganfallrisiko.
[J787]

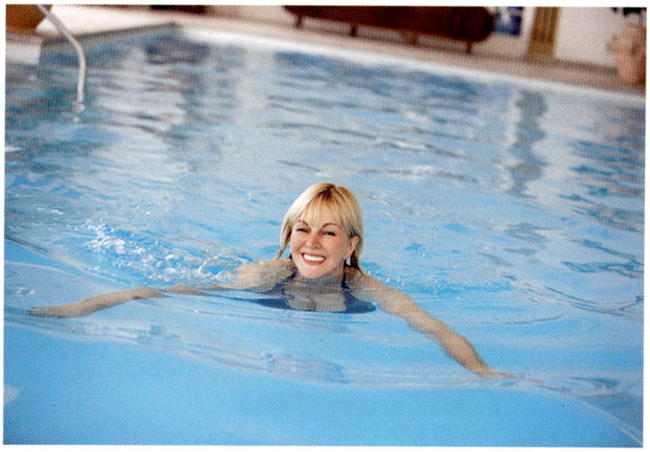

Abb. 4.15 Regelmäßige sportliche Bewegung hilft, die Gefäße vor einem Schlaganfall zu schützen. [J787]

5 Morbus Parkinson

5.1 Was ist Morbus Parkinson?

Begriffserklärung

Parkinson-Syndrom: verlangsamte Bewegungen oder ausgeprägte Bewegungsarmut mit Rigor (Muskelsteife), Ruhetremor (Zittern der Muskeln in Ruhe) und Haltungsinstabilität.
Das Fachwort für verlangsamte Bewegung heißt: *Bradykinese*.
Das Fachwort für ausgeprägte Bewegungsarmut heißt: *Akinese*.
Morbus Parkinson: neurodegenerative Erkrankung mit Rigor, Tremor und Akinese als Leitsymptomen. Ohne bekannte Ursache. Männer sind häufiger als Frauen betroffen. Über die Jahre fortschreitender Verlauf.

Beim Morbus Parkinson kommt es zu einem fortschreitenden Untergang von Nervenzellen in der **Substantia nigra** des Mittelhirns. Die Nervenzellen verwenden den **Botenstoff** *Dopamin*.
Das Fachwort für den Untergang von Nervenzellen heißt: *neurodegenerativ*.
Die Ursachen sind noch nicht geklärt. Wahrscheinlich ist eine Kombination aus genetischer Veranlagung und Umwelteinflüssen die Ursache. Das Fachwort für die Kombination verschiedener Ursachen heißt: *multifaktoriell*.

5.2 Wie erkennt man Morbus Parkinson?

Typische Symptome bei Patienten mit Morbus Parkinson sind:

- **Hypokinese:** geringe Beweglichkeit.
- **Bradykinese:** verlangsamte Bewegungen.
- **Rigor**: Erhöhung des Muskeltonus. Beim Rigor bleibt der Widerstand des Muskels während der ganzen Bewegung gleich. Es ist vergleichbar mit dem „wächsernen“ Widerstand beim Biegen einer Kerze.
- Zahnradphänomen: Sonderform des Rigors. Ruckartiges Nachlassen des Widerstands beim passiven Bewegen.

- **Tremor** in Ruhestellung (Ruhetremor): Münzenzählertremor, Pillendrehertremor. Sichtbar bei entspannt auf den Tisch oder Oberschenkel gelegten Armen.
- Haltungsinstabilität: Unsicherheit beim Stehen und Gehen durch verlangsamte Ausgleichsbewegungen.
- Der Beginn von Bewegungen ist verzögert (Starthemmung).
- Der Gang besteht aus kleinen Schritten. Zum Beispiel Trippelschritte.
- Die Haltung des Körpers ist nach vorne gebeugt.
- Salbengesicht durch verminderte Mimik und vermehrte Talgdrüsenaktivität.
- *Obstipation*, Blasenstörungen
- Depressionen
- Kognitive Störungen, Demenz
- Störungen bei der Regulation des Blutdrucks

Die Beschwerden beginnen einseitig. Später ist meist eine Körperhälfte stärker betroffen als die andere.

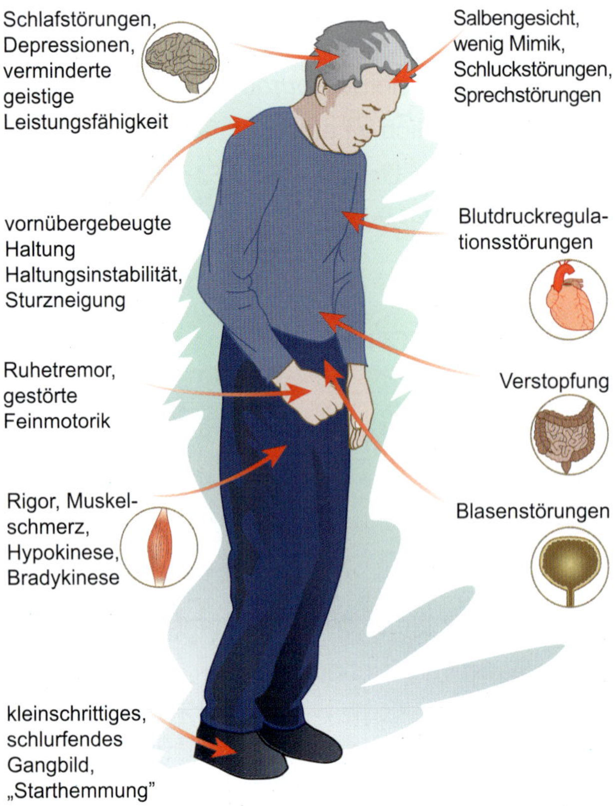

Abb. 5.1 Symptome bei Morbus Parkinson [L255]

5.3 Welche Diagnostik wird gemacht?

Die Diagnostik erfolgt anhand der typischen Symptome.
Ein MRT schließt aus: andere Parkinson-Syndrome, Hirntumor oder Schlaganfall.

5.4 Welche Komplikationen können auftreten?

Im weiteren Verlauf der Erkrankung können folgende Komplikationen auftreten:

- Freezing (Einfrieren)
- Hyperkinesien (Überbewegungen)
- **Dystonien** (unwillkürliche Anspannung der Muskulatur)
- Blutdruckschwankungen
- Psychosen
- **Impulskontrollstörungen**
- Akinetische Krise. Siehe Notfallkasten im Kapitel 5.6.

5.5 Wie behandelt man Morbus Parkinson?

Welche Medikamente werden verwendet?

Medikamente werden zur Besserung von Bewegungsarmut, Tremor und Rigor eingesetzt. Folgende Medikamente werden eingesetzt:

- Neurotransmitter: Zum Beispiel Dopamin.
- *Anticholinergika*

Bei der Parkinson-Erkrankung herrscht Dopaminmangel. Dieser Dopaminmangel soll ausgeglichen werden. Dopamin ist ein Botenstoff im Gehirn. Botenstoffe sind chemische Substanzen im Körper. Sie werden gebraucht, um Informationen zwischen Zellen weiterzugeben. Botenstoffe im Körper sind zum Beispiel: Hormone und Neurotransmitter.

Neurotransmitter
Ziel der medikamentösen Therapie mit Neurotransmittern ist eine gesteigerte Aktivierung des Dopamins.

Anticholinergika

Anticholinergika hemmen den **Parasympathikus**.

Bei Menschen über 70 Jahren ist das Medikament Levodopa (L-Dopa) das Medikament, das am meisten verordnet wird. L-Dopa bessert die Beschwerden in den Anfangsjahren deutlich.

Nach Einnahme über mehrere Jahre lässt die Wirkung von L-Dopa nach. Häufig schreitet der Nervenzelluntergang weiter fort. Komplikationen treten auf.

Zum Beispiel:

- Psychiatrische Nebenwirkungen: Psychosen, Unruhe und Halluzinationen.
- Schwankende Beweglichkeit. Oft als Folge von Wirkungsschwankungen.
- Bewegungsstörungen wie: *Dyskinesien* (unwillkürliche Bewegungen) und *Dystonien* (unwillkürliche Anspannung der Muskulatur).

Wenn die Wirkung von L-Dopa nachlässt, dann kann ein Wechsel der Medikation helfen.

Tiefe Hirnstimulation

Wenn Medikamente die Symptome nicht ausreichend regulieren, dann kann eine Operation eine Besserung herbeiführen. Diese Operation führt zu einer **tiefen Hirnstimulation**.

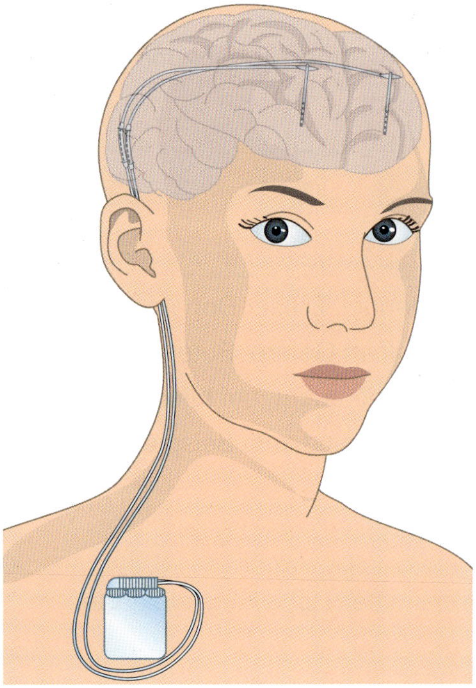

Abb. 5.2 Tiefe Hirnstimulation: Der Stimulator befindet sich in der Brust. [L138, V170-1]

Bei der Operation werden auf beiden Seiten des Gehirns Elektroden zur Stimulation in die Basalganglien eingesetzt. Die Elektroden werden mit einem Impulsgeber verbunden. Dieser Impulsgeber liegt unter dem Schlüsselbein. Die Behandlung ist meistens sehr wirksam. Sie ermöglicht oft eine schrittweise Reduktion der dopaminergen Medikation.

5.6 Welche pflegerischen Maßnahmen sind erforderlich?

Pflegefachpersonen achten bei Patienten mit Morbus Parkinson auf die korrekte Einnahme der Medikamente:

- Levodopa-Präparate müssen 30 Minuten vor dem Essen mit etwas Wasser eingenommen werden. Oder 90 Minuten nach dem Essen.

Vor der Einnahme sollen keine Mahlzeiten mit viel Eiweiß gegessen werden. Eiweiß behindert die die *Resorption* im Darm.

- Madopar®LT wird bei Patienten mit einer *nasogastralen Sonde* oder *PEG* verabreicht. Madopar®LT wird in Wasser gegeben und zerfällt nach 20 Sekunden. Dann soll es 30 Minuten vor der Sondenkost verabreicht werden.

Pflegefachpersonen achten auf die Wirkung und auf Nebenwirkungen der Medikamente. Sie befragen den Patienten danach.

Pflegefachpersonen beobachten die Beweglichkeit des Patienten.
Die Beweglichkeit kann sich verschlechtern:

- Wenn der Patient Durchfall hat. Dann wird das Medikament nicht richtig aufgenommen.
- Wenn der Patient eine Infektion hat. Das Medikament wirkt dann unter Umständen nicht.
- Wenn der Patient vergisst, seine Medikamente zu nehmen.

Notfall

Akinetische Krise
Eine Komplikation bei fortgeschrittenem Morbus Parkinson ist die akinetische Krise.
Die akinetische Krise ist ein neurologischer Notfall.
Ausgelöst wird sie durch Unterbrechung der Medikation oder Infektionen.
Es kommt zu: starkem **Rigor**, völliger Bewegungsarmut, Sprachunfähigkeit und Schluckunfähigkeit, Dehydratation und Fieber. Die Patienten müssen stationär aufgenommen werden.

5

Bewegung

Pflegefachpersonen fördern die Bewegungsfähigkeit des Patienten durch folgende Maßnahmen:

- Regelmäßig **Bewegungsübungen** durchführen. Patienten zu aktiven Übungen anleiten und dabei unterstützen.
- Das **Gehen** trainieren: Die Patienten sollen die Füße gleichmäßig belasten, nicht schlurfen, aufrecht gehen, den Ablauf der Bewegungen mitsprechen oder sich selbst Kommandos geben: „Links, rechts, links …"
- Sturzprophylaxe durchführen: feste Schuhe anziehen lassen, Stolperfallen entfernen, Haltegriffe anbringen, Mobilisationshilfen einsetzen.
- Hilfestellung bei Blockaden geben, Hilfestellung bei Startverzögerung (*Freezing*) geben: Kommandos geben. Zum Beispiel auf eine Fuge am Boden konzentrieren lassen. Oder das Hindernis übersteigen lassen, das die Blockade auslöst. Einen Anti-Freezing-Stock verwenden lassen. In der Wohnung an typischen Stellen farbige Streifen auf den Boden kleben.

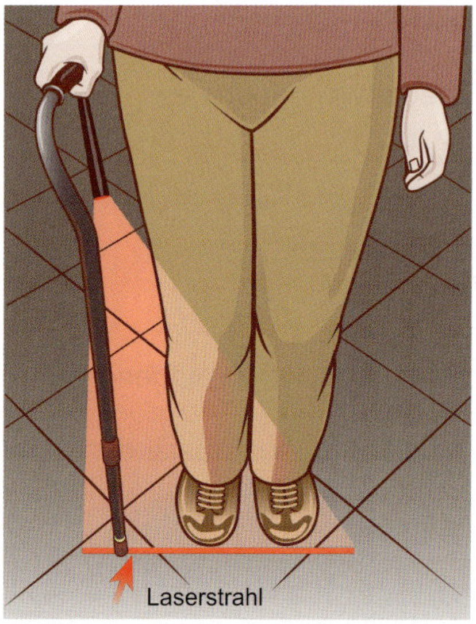

Abb. 5.3 Anti-Freezing-Stock. Diesen Stock gibt es in zwei verschiedenen Ausführungen.
Mechanische Ausführung: Beim Druck auf eine Taste kommt eine rote Querstange hervor. Das Übertreten dieser roten Stange kann eine Starthemmung unterbrechen.
Stock mit Laserstrahl: die Querstange ist keine echte Stange, sondern ein Laserstrahl.
[L255]

- Rigor im Bett lockern: In Rückenlage Beine anstellen und seitlich zu beiden Seiten bewegen. Die Arme neben den Kopf legen, um die Dehnung zu verstärken. Dies geschieht durch Anleitung der Pflegefachperson. Bei entsprechenden Fähigkeiten kann die Übung vom Patienten selbst durchgeführt werden.
- Aufstehen vom Sitzen: Sich vor den Patienten setzen und zur Rumpfbeugung anleiten. Gleichzeitig ein klares Kommando geben. Zum Beispiel: „Nase in Richtung Boden bringen." Dann beim Aufstehen unterstützen.

Weitere pflegerische Maßnahmen

Patienten mit Parkinson führen alles sehr langsam durch. Und sie haben häufig psychische Veränderungen. Die Betreuung erfordert viel Geduld und Einfühlungsvermögen.
Aus Zeitmangel und Ungeduld werden dem Patienten oft bestimmte Handlungen abgenommen. Aber die Selbstständigkeit des Patienten soll so lange wie möglich erhalten und gefördert werden.

Pflegerische Schwerpunkte sind:

- **Förderung von Selbstständigkeit und Motivation**
  - Dem Patienten nur so viel abnehmen wie nötig.
  - Den Patienten aktivieren und ermutigen. Erfolge positiv herausstellen.
  - Realistische Ziele setzen.
  - Hilfsmittel einsetzen.
  - Maßnahmen in einzelne Handlungsschritte aufteilen. Unterstützen, wenn es notwendig ist.
- **Keine Bevormundung**
  - Respektvoll mit dem Betroffenen umgehen.
  - Normale Gespräche führen. Die Intelligenz ist erhalten, auch wenn Langsamkeit, fehlende Gestik und fehlende Mimik den Patienten teilnahmslos wirken lassen.
  - Nie über den Patienten hinweg sprechen. Nicht in Babysprache sprechen.
  - Nicht einfach bestimmen, sondern Wünsche und Bedürfnisse erfragen.
- **Akzeptieren von Langsamkeit**
  - Patienten nicht unter Druck setzen. Denn das verschlechtert die Symptomatik.
  - Ruhepausen einplanen.
  - Geduld und Verständnis zeigen.
- **Angehörige einbeziehen**
  - Angehörige über die Erkrankung informieren.
  - Zum Umgang mit dem Kranken beraten.

  - Zu pflegerischen Handlungen anleiten.
  - Auf Selbsthilfegruppen hinweisen.
- **Körperpflege**
  - Den Patienten die Hilfsmittel selbst auswählen lassen. Hilfreich sind: Utensilien mit breiten Griffen und eine elektrische Zahnbürste.
  - Bei den Maßnahmen unterstützen, wenn es notwendig ist.
  - Waschlotion und Haarshampoo für fettige Haut und Haare verwenden.
  - Kleidung bei vermehrtem Schwitzen regelmäßig wechseln.
  - *Intertrigoprophylaxe* durchführen.
- **Ernährung**
  - Auf eine ausreichende Ernährung und Flüssigkeitszufuhr achten.
  - Auf Anzeichen einer Schluckstörung achten.
  - Hilfsmittel verwenden.
  - Auf sorgfältige Mundpflege nach dem Essen achten.
- **Ausscheidung**
  - Die Stuhlausscheidung beobachten.
  - Obstipationsprophylaxe durchführen.
  - Bei der Ausscheidung unterstützen.
  - Erreichbarkeit von Toilette oder Toilettenstuhl sicherstellen.
  - Ein Toilettentraining durchführen.
- **Kommunikation und psychosoziale Begleitung**
  - Normale Gespräche führen.
  - Nachfragen, wenn aufgrund der leisen Stimme nicht alles verstanden wurde.
  - Blickkontakt halten.
  - Zum Sprechen motivieren.
  - Täglich sprechen und schreiben üben.
  - Motivieren zu: sozialen Kontakten, Hobbys und Freizeitbeschäftigungen.
  - Einen regelmäßigen Tagesablauf mit festen Ritualen anregen.

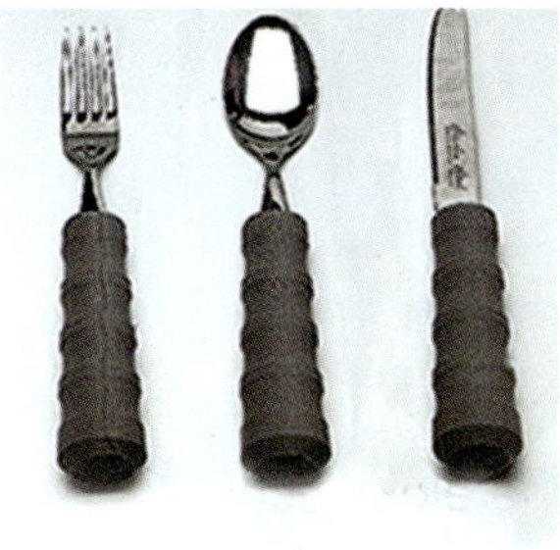

Essbesteck mit dicken Griffen

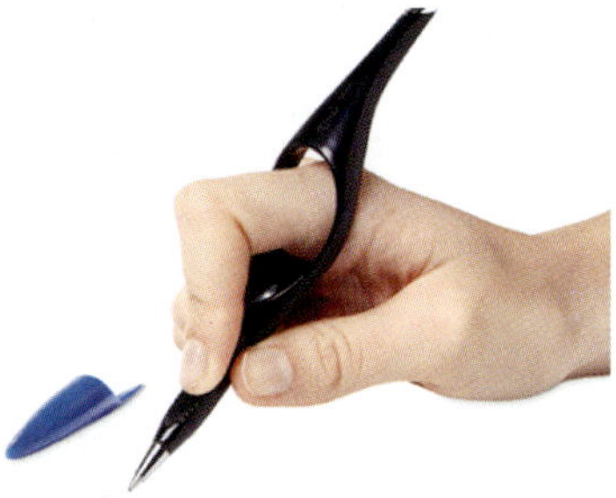

Ring-Kugelschreiber

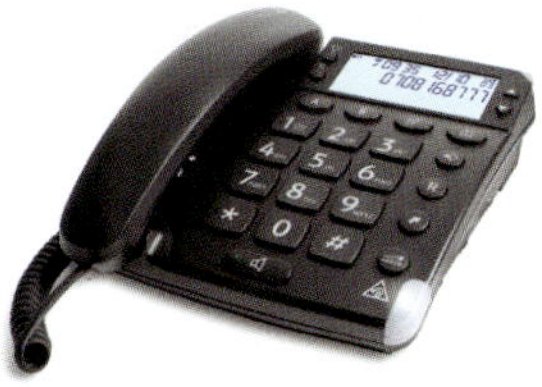

Großtastentelefon

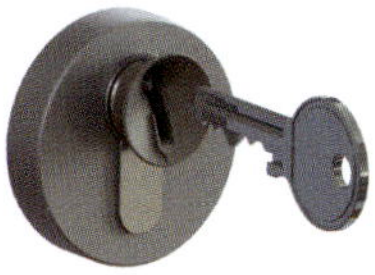

Schlüssellochfinder

Abb. 5.4 Verschiedene Hilfsmittel für Patienten mit Parkinson-Syndrom [V143, V886, V914, V915]

6 Demenzielles Syndrom

6.1 Was ist eine Demenz?

Begriffserklärung

Demenzielles Syndrom, **Demenz**: eine Vielzahl an Symptomen mit einem allgemeinen geistigen Abbau. Das Fachwort für eine Vielzahl an Symptomen heißt: *Symptomkomplex*.
Syndrom bedeutet: gleichzeitiges Auftreten von mehreren Krankheitsanzeichen.

Kennzeichen für eine Demenz sind: eine zunehmende Verschlechterung der Leistungsfähigkeit des Gehirns oder ein Verlust der vorhandenen Leistungsfähigkeit des Gehirns.
Die beteiligten Symptome betreffen vor allem die komplizierten kognitiven Fähigkeiten des Gehirns. Zum Beispiel: Gedächtnis, Denkvermögen und Urteilsvermögen, Kontrolle der Emotionen (Affekte) und Antriebe sowie die Sprache.
Ursache ist eine fortschreitende Abnahme des Gehirngewebes. Das Fachwort für die Abnahme des Gehirngewebes heißt: *Hirnatrophie*.
Bei einem demenziellen Syndrom stehen im Vordergrund: die Störungen im Gedächtnis und die Störungen in der Orientierung.
Beim akuten Verwirrtheitszustand ist es anders. Dabei stehen die Aufmerksamkeitsstörungen im Vordergrund.

Welche Ursachen hat eine Demenz?

Demenztypen

Das **demenzielle Syndrom** wird unterteilt in: primäre und sekundäre Demenztypen.
Die **primären Demenztypen** betreffen eine direkte Veränderung des Gehirns.
Zum Beispiel:

- Demenz vom Alzheimer-Typ. Das ist die häufigste Demenzform. Sie entsteht durch Amyloid-Plaques (Eiweißablagerungen), die die Nervenzellen schädigen.

- Lewy-Körperchen-Demenz. Eine Demenz mit Gedächtnisstörungen und Schwankungen der geistigen Fähigkeiten und der Wachheit. Häufig treten visuelle Halluzinationen auf.
- Parkinson-Demenz. Ein Demenztyp bei Erkrankungen der Basalganglien. Der Patient wirkt oft apathisch. Es treten Veränderungen der Persönlichkeit und Stimmungsschwankungen auf.
- Frontotemporale Demenz: Nervenzellen in der frontalen Großhirnrinde gehen unter.

Die **sekundären Demenztypen** entstehen als Folge anderer Erkrankungen. Zum Beispiel:

- Vaskuläre Demenz: Die Ursache liegt in den Blutgefäßen (vaskulär).
  Demenz aufgrund von Durchblutungsstörungen im Gehirn. Zum Beispiel: bei Arteriosklerose oder bei einer Hirnblutung.
- Metabolische Demenz: Die Ursache liegt am Stoffwechsel (metabolisch). Demenz als Folge von Funktionsstörungen der Leber als Folge einer Unterfunktion der Schilddrüse. Diese Form der Demenz ist selten. Die metabolische Demenz ist bei Behandlung der Ursache reversibel (umkehrbar).
- Infektionen: nach Enzephalitis, bei Creutzfeld-Jakob-Krankheit, HIV.

Es gibt auch gemischte Demenzen. Zum Beispiel eine Form aus Alzheimer-Demenz und vaskulärer Demenz.

6.2 Wie erkennt man eine Demenz?

Symptome und Formen

Eine Demenz beginnt schleichend mit Gedächtnisstörungen.
Zuerst ist das Kurzzeitgedächtnis betroffen. Der Patient vergisst manche Dinge und gleicht dies mit Merkzetteln aus.
Die Gedächtnisstörungen werden mit der Zeit stärker.
Es wird immer schwerer, schwierige Aufgaben zu lösen. Und es wird schwerer, komplexe Situationen zu verstehen.
Der Patient hat Probleme bei der Orientierung und beim Sprechen.
Der Patient zeigt Veränderungen in seinem Wesen und in seinem Verhalten.
Der Patient findet sich im Alltag nicht mehr zurecht.

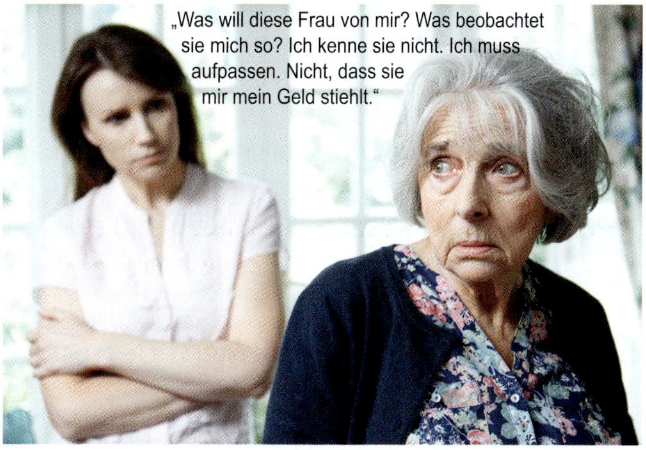
„Was will diese Frau von mir? Was beobachtet sie mich so? Ich kenne sie nicht. Ich muss aufpassen. Nicht, dass sie mir mein Geld stiehlt."

Abb. 6.1 Menschen mit Demenz erkennen oft ihre eigenen Angehörigen nicht mehr. Deren Nähe empfinden sie dann als Bedrohung.
[J787]

Der Patient verläuft sich auch in gewohnter Umgebung. Der Patient vergisst zum Beispiel, dass er schon gefrühstückt hat. Er verlässt die Wohnung in der Nacht, um ins Büro zu gehen. Der Patient kann sich nicht mehr anziehen.
Im fortgeschrittenen Stadium erkennt der Patient seine Angehörigen nicht mehr. Er ist unfähig, Ausscheidung, Körperpflege und Ernährung selbstständig durchzuführen. Der Patient braucht Unterstützung in fast allen Bereichen.

Typisch für die **Alzheimer-Demenz** sind:

- Ein Verlauf, der immer fortschreitet.
- Die Persönlichkeit bleibt lange Zeit erhalten.
- Neurologische Auffälligkeiten treten spät auf.

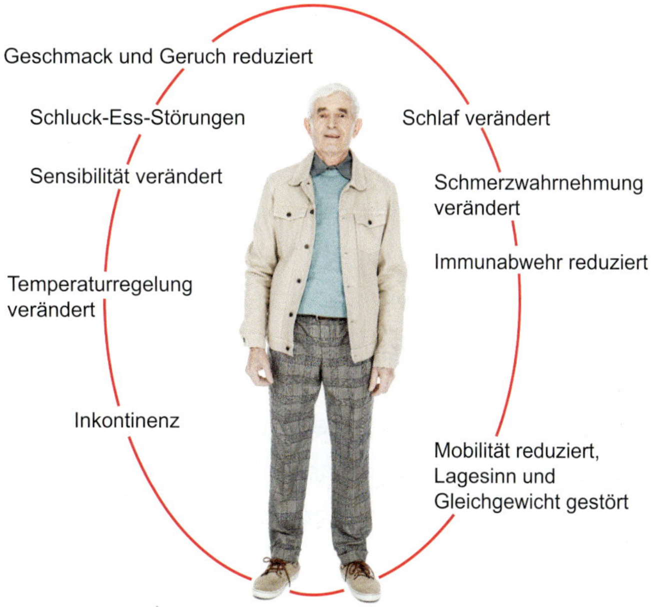
Geschmack und Geruch reduziert
Schluck-Ess-Störungen
Sensibilität verändert
Temperaturregelung verändert
Inkontinenz
Schlaf verändert
Schmerzwahrnehmung verändert
Immunabwehr reduziert
Mobilität reduziert, Lagesinn und Gleichgewicht gestört

Abb. 6.2 Die Symptome bei einem Menschen mit Demenz sind vielfältig.
[J787, L190]

Typisch für die **vaskuläre Demenz** sind:

- Ein Verlauf, der in Schüben fortschreitet.
- Veränderungen der Persönlichkeit treten früh auf.
- Neurologische Auffälligkeiten treten früh auf.

6.3 Welche Diagnostik wird gemacht?

Die Diagnose erfolgt durch die klinische Einschätzung des Patienten (Anamnese). Zur weiteren Diagnostik werden angewendet:

- Bildgebende Verfahren. Zum Beispiel: Untersuchung von einem Infarkt, von einer Blutung oder von einem Tumor.
- Laboruntersuchungen. Zum Beispiel: Untersuchung von Stoffwechselstörungen.
- Neurophysiologische Testverfahren.

Neurophysiologische Testverfahren

Begriffserklärung

Neurophysiologische Testverfahren: verschiedene Tests zur Überprüfung der Hirnleistung. Neurophysiologische Testverfahren unterstützen die Diagnose.

Es gibt verschiedene Testverfahren. Mit diesen Tests werden folgende Fähigkeiten des Patienten beurteilt:

- die kognitiven Fähigkeiten
- das Verhalten
- die Reaktionen
- die Selbstständigkeit im Alltag

Neurologische Testverfahren sind aufwendig. Sie werden von unterschiedlichen Berufsgruppen durchgeführt und ausgewertet. Zum Beispiel von: Pflegefachpersonen, Psychologen, Ärzten oder Ergotherapeuten.

Tab. 6.1 Neuropsychologische Testverfahren

Test	Erklärung
Mini Mental Status Test	Prüfung der Fähigkeit zur kognitiven Leistung: • **Gedächtnis** und **Orientierung**. Zum Beispiel durch Fragen nach dem Jahr, nach der Jahreszeit, nach dem Aufenthaltsort. • **Aufmerksamkeit** und **Merkfähigkeit**. Zum Beispiel durch die Aufforderung, sich drei Begriffe zu merken. Diese Begriffe werden nach einiger Zeit wieder abgefragt. • **Lesefähigkeit** und **Schreibfähigkeit**. Zum Beispiel durch die Aufforderung, etwas zu lesen oder einen frei formulierten Satz zu schreiben. • **Sprachliche Fähigkeit**. Zum Beispiel durch das korrekte Benennen von Gegenständen. • **Rechenfähigkeit**. Zum Beispiel durch die Aufforderung, eine Rechenaufgabe zu lösen oder eine Zahlenreihe zu bilden. Und durch die Aufgabenstellung, zwei Fünfecke zu zeichnen.
Uhrentest	Einschätzung der Fähigkeit zur kognitiven Leistung durch die Aufforderung, eine Uhr zu zeichnen. In diese Uhr soll eine Uhrzeit eingetragen werden. Damit wird Folgendes überprüft: • die visuell-konstruktiven Fähigkeiten • die Orientierung im Raum • die Planung von komplexen Handlungen
Geriatrische Depressionsskala	Es wird nach typischen Symptomen gefragt, die auch bei einer Depression auftreten können. Zum Beispiel: Vergesslichkeit, Verlust der Orientierung. Die Anwendung ist bei Menschen mit einer Demenzerkrankung nur eingeschränkt möglich.
Barthel-Index	Beurteilung der Selbstständigkeit bei den Aktivitäten des täglichen Lebens: • Körperpflege und ankleiden • essen • aufstehen aus dem Bett oder von einem Stuhl • Benutzung der Toilette • Kontinenz • gehen und Treppen steigen

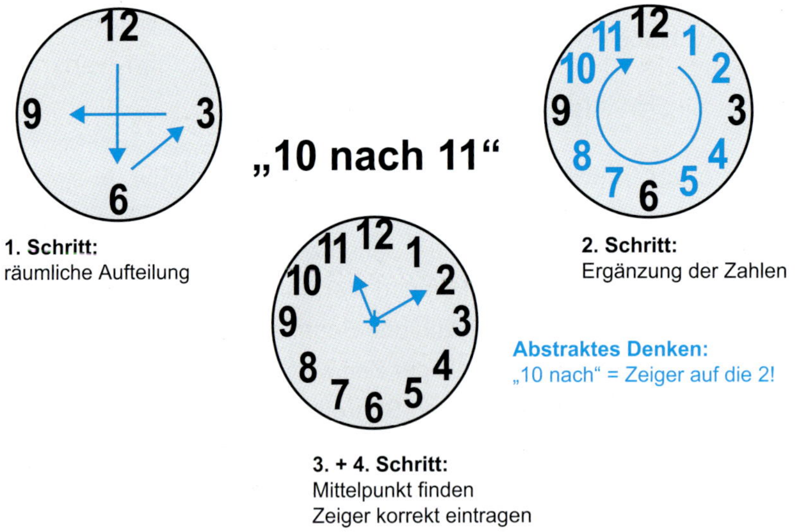

Abb. 6.3 Korrekte Durchführung des Uhrentests
[V492]

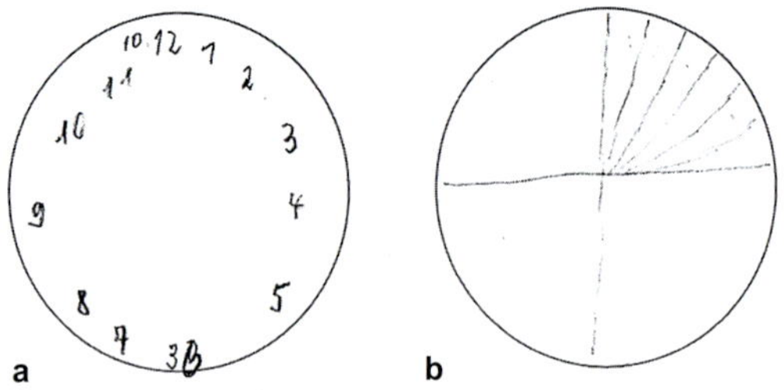

Abb. 6.4 Ergebnis des Uhrentests bei demenziellen Symptomen
[M481]

6.4 Wie behandelt man eine Demenz?

Bei der Therapie der Demenzformen gelten folgende **allgemeine Grundsätze**:

- Therapie der Ursache. Und zwar so früh wie möglich. Das Fachwort für Ursachentherapie heißt: *kausale Therapie*.
- Das Fortschreiten der Demenz soll verlangsamt werden.
- Die Alltagsfähigkeiten sollen möglichst lange erhalten bleiben.
- Die Lebensqualität soll gefördert werden.
- Die Situation des Patienten und seiner Angehörigen soll verbessert werden.

Die Therapie von betroffenen Patienten umfasst: die medikamentöse Behandlung, die nichtmedikamentöse Behandlung und die psychosoziale Beratung für Patienten und Angehörige.
Die psychischen Störungen und Verhaltensstörungen können mit folgenden Medikamenten behandelt werden: Antidepressiva, Antipsychotika, kurzwirksame Benzodiazepine.

Zurzeit gibt es keine medikamentöse Therapie, die die Ursachen heilt. Im Frühstadium können bestimmte **Medikamente** das Fortschreiten verlangsamen. Und es gibt Medikamente, die die Symptome zeitweise verbessern:

- Acetylcholinesterase-Hemmer
- Memantin

Es sollten nicht viele unterschiedliche Medikamente verabreicht werden.
Die **nichtmedikamentösen Verfahren** sind: kognitiv aktivierende Verfahren wie Ergotherapie, körperliche und sensorische Aktivierung wie Musiktherapie, Schulung und Anleitung von Angehörigen.

6.5 Welche pflegerischen Maßnahmen sind erforderlich?

Praxistipp

Menschen mit Demenz ergeben sich oft ihrem Schicksal und fordern nicht ein, dass ihre Lebensqualität erhalten bleibt. Daher stellen Pflegefachpersonen die Bedürfnisse von Menschen mit Demenz in den Vordergrund.
Pflegefachpersonen fördern die Selbständigkeit und das Selbstbewusstsein des Patienten. Sie unterstützen den Patienten und binden Angehörige mit ein. Pflegefachpersonen achten auf Vorlieben des Patienten. Zum Beispiel: Malen oder Musikhören.

Die Versorgung von Menschen mit Demenz ist nicht immer einfach. Deshalb sind für Pflegefachpersonen bestimmte grundlegende Haltungen wichtig:

- Die Welt aus der Sicht des Menschen mit Demenz betrachten können.
- Respekt für die Einzigartigkeit des Menschen haben.
- Die Versorgung des Patienten wertschätzend und respektvoll gestalten. Ermöglichen, dass der Patient am sozialen Leben teilnehmen kann.
- Die Aufmerksamkeit auf Folgendes legen: Betätigung geben, Sicherheit und Geborgenheit geben.
- Das eigene Verhalten überdenken. Häufig lösen Pflegefachpersonen Ängste, Unruhe, herausforderndes Verhalten beim Patienten aus.

Das bedeutet auch: Keine pflegerischen Maßnahmen nach einem festen Plan.
Im Umgang mit Menschen mit Demenz gibt es keine Abläufe ohne Störungen.

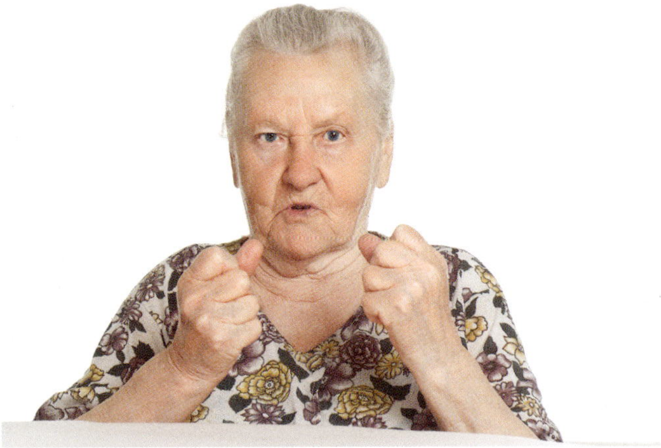

Abb. 6.5 Patienten mit Demenz haben ihre eigene Wahrnehmung. Wenn eine Person dieser Wahrnehmung widerspricht, reagieren die Patienten häufig aggressiv. Es hilft, die Realität der Patientin zu akzeptieren. Und sich in die Wahrnehmung der Patientin hineinzuversetzen. [J787]

Die Bedürfnisse der Menschen mit Demenz werden in den Mittelpunkt gestellt. Dadurch kann herausforderndes Verhalten der Betroffenen verringert werden. Herausforderndes Verhalten kann sein: Aggression, Ablehnung, Fluchtgefahr. Es gibt viele Konzepte für den Umgang mit Menschen mit Demenz:

- Validation nach Naomi Feil
- Integrative Validation nach Nicole Richards
- **R**ealitäts**o**rientierungs**t**raining (ROT)
- Dementia Care Mapping nach Tom Kitwood
- Erinnerungspflege und Biografiearbeit

Diese Konzepte greifen die Biografie (Lebensgeschichte) des Patienten auf. Pflegefachpersonen bekommen einen Einblick in das Leben und in die Vergangenheit des Patienten. Auf diese Weise lässt sich leichter eine vertrauensvolle Beziehung zum Patienten herstellen.

Pflegefachpersonen begegnen Menschen mit Demenz mit Geduld und Einfühlungsvermögen. Auch wenn der Patient seine kognitiven Fähigkeiten verliert,

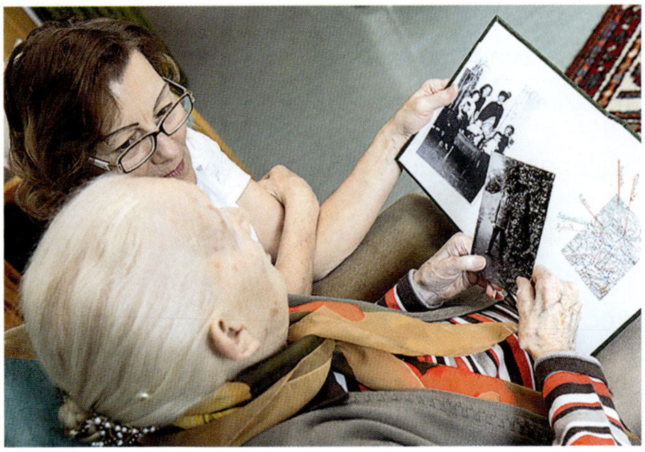

Abb. 6.6 Fotoalben lassen Erinnerungen aufleben. Pflegefachpersonen bekommen Einblicke in die Vergangenheit des Menschen mit Demenz. [K157]

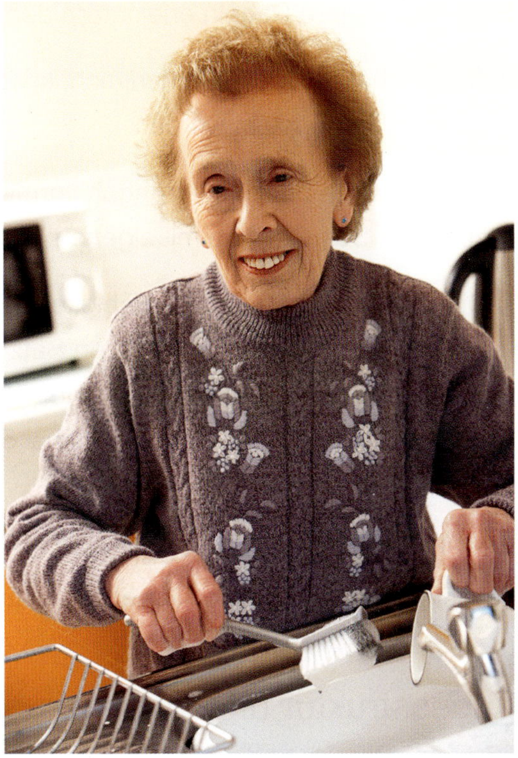

Abb. 6.7 Das Ausführen von bekannten Tätigkeiten gibt der Patientin Sicherheit. [J787]

soll er seine Würde behalten. Pflegefachpersonen wissen, dass Menschen mit Demenz in ihrer eigenen Welt leben. Pflegefachpersonen nehmen Menschen mit Demenz ernst. Mögliche Ausdrucksformen für den Patienten sind: Worte, Mimik, Gestik, Körperausdruck.

Praxistipp

Versetzen Sie sich als Pflegefachperson in den Patienten hinein. Stellen Sie sich dazu folgende Fragen:

- Wie erlebt der Betroffene sich selbst? Wie erlebt er andere Menschen? Wie erlebt er seine Umgebung?
- Was denkt und fühlt der Patient? Ergeben die Verhaltensweisen des Patienten für ihn einen Sinn?
- Welche Gefühle gleicht der Patient mit dem Verhalten aus?
- Auf welche inneren Antriebe könnte das Verhalten eine Antwort sein? Innere Antriebe können zum Beispiel sein: Angst, Unsicherheit, Überforderung.

Mit Antworten auf diese Fragen können Sie Ziele und Maßnahmen für die Beziehungsgestaltung finden.

Folgende weitere Regeln erleichtern den Umgang mit Menschen mit Demenz:

- Das Verhalten des Patienten nicht kritisieren. Wenn sich der Patient richtig verhält, dann sollte er gelobt werden.
- Diskussionen oder Belehrungen vermeiden. Auf Augenhöhe kommunizieren. Aktiv zuhören. Das Gehörte mit eigenen Worten zusammenfassen.
- Die Kommunikation an die Fähigkeiten des Patienten anpassen. Zum Beispiel: in einfachen und kurzen Sätzen sprechen, langsam sprechen, keine Entscheidungsfragen stellen, keine „Wenn-dann-Sätze" benutzen, nicht ins Wort fallen, dem Patienten Zeit lassen, bei Störungen in der Wortfindung verschiedene Wörter anbieten.
- Nicht über den Kopf des Patienten hinweg sprechen. Das Recht des Patienten nach eigener Bestimmung berücksichtigen.

Tagesstruktur und Orientierung

Menschen mit Demenz sollen möglichst in der Realität bleiben. Dabei helfen: eine feste Struktur des Tages und eine Gestaltung des Alltags, die sich an der **Biografie** des Patienten orientiert. Zum Beispiel: Uhrzeit für das Mittagessen.

Folgende Maßnahmen geben Struktur und Orientierung:

- Bezugspersonen möglichst wenig wechseln. Angehörige bei allen Aktivitäten des täglichen Lebens einbeziehen.
- Tagesabläufe, die jeden Tag gleich sind. Einen schriftlichen Tagesplan beim Patienten hinlegen. Tagesstrukturen und Gewohnheiten so gut wie möglich beibehalten. Zum Beispiel: Mittagsschlaf.
- Feste im Kalender feiern. Zum Beispiel: Ostern, Weihnachten, Silvester. Dabei auch andere nationale Feiertage und Feste bedenken. Zum Beispiel: Lichterfest, Fest des Fastenbrechens.
- Uhr und Kalender gut sichtbar an der Wand anbringen.
- Bei jedem Patientenkontakt Orientierung zu Zeit, Ort und Situation geben. Sich immer wieder vorstellen.
- Räume, Türen und Schränke gut lesbar beschriften. Oder mit typischen Symbolen markieren. Wege mit Pfeilen auf dem Boden markieren.
- Immer nur eine Tätigkeit ausführen lassen.

- Einfache Checklisten aufhängen. Zum Beispiel für die morgendliche Grundpflege.
- Familienfotos aufstellen.

Alltagsbeschäftigung

Die Tagestruktur wird durch Wachphasen und Schlafphasen bestimmt. Hinzu kommen: Körperpflege, Essenszeiten, Beschäftigungen im Alltag und im Haushalt oder im Rahmen von Therapien. Diese Beschäftigungen helfen, Fähigkeiten zu erhalten. Pflegefachpersonen vermeiden bei allen Maßnahmen eine Überforderung und eine Unterforderung des Patienten.

Therapeutischen Angebote für Menschen mit Demenz:

- Übungen und Spiele, die das Gedächtnis trainieren und die Konzentration fördern
- Seniorengymnastik
- Ballspiele und Kegelspiele
- Gesellschaftsspiele
- Musik
- Gesang und Tanz
- Lesen und Erzählen
- Zeitungsrunde
- Basteln und Gestalten
- hauswirtschaftliche Tätigkeiten
- tiergestützte Therapie

Die Maßnahmen lassen sich sowohl in stationären Einrichtungen als auch zu Hause umsetzen.

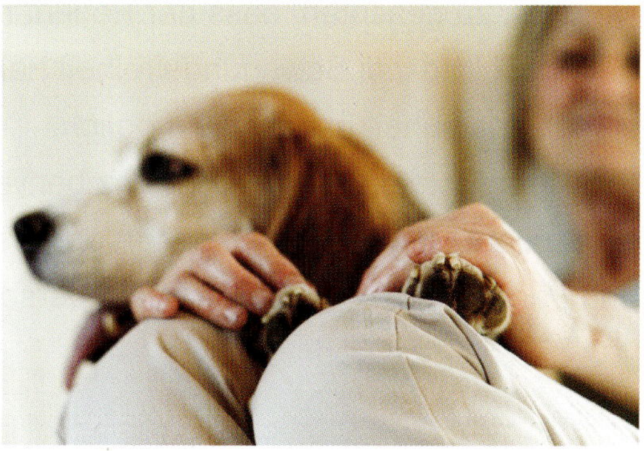

Abb. 6.8 Wenn Menschen mit Demenz Tiere mögen, dann freuen sie sich über die tiergestützte Therapie.
[J787]

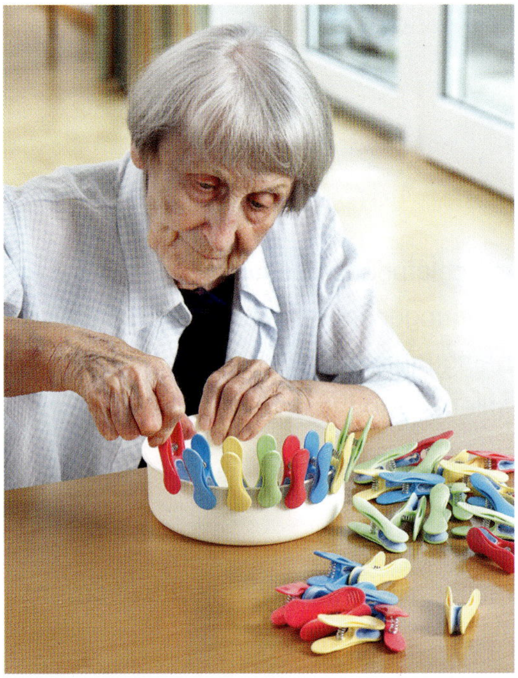

Abb. 6.9 Basteln und Gestalten fördert die Konzentration. Viele Menschen mit Demenz machen bei kreativen Angeboten gerne mit. [V384]

Patienten sollen so lange wie möglich folgende Tätigkeiten selbst ausführen: Körperpflege und Anziehen, Essenszubereitung, einfache Haushaltstätigkeiten.
Pflegefachpersonen geben den Patienten Anleitungen zur Durchführung der Aktivitäten des täglichen Lebens. Pflegefachpersonen unterstützen die Patienten bei der Durchführung.
Hilfsmittel unterstützen die Selbstständigkeit der Patienten. Zum Beispiel: Kleidung mit Gummizug, Pullover statt Blusen oder Hemden mit Knöpfen, Schuhe mit Klettverschluss.
Im Verlauf der Erkrankung lassen die körperlichen Fähigkeiten und das Gleichgewicht oft nach. Die motorische Unruhe nimmt gleichzeitig zu.
Die Umgebung muss deshalb so verändert werden, dass ein Sturz und eine Verletzung vermieden werden. Zum Beispiel werden Stolperfallen wie ein Teppich entfernt.
Menschen mit Demenz erkennen oft Gefahren nicht mehr richtig.
Personen im Umfeld von Menschen mit Demenz müssen vorausschauend handeln. Dabei ist zu beachten, dass der Patient nicht zu stark eingeschränkt wird. Der Patient soll so viel Bewegungsfreiheit haben wie möglich. Und er soll so viel Handlungsfreiheit haben wie möglich.
Oft werden Menschen mit Demenz bei verschlossenen Türen unruhig. Dann rütteln sie an den Türen. Und sie können aggressiv werden. Es gilt: übermäßige Kontrollen und Verbote vermeiden. Pflegefachpersonen sorgen für ein sicheres Umfeld.

Ernährung

Menschen mit Demenz vergessen häufig, zu essen und zu trinken.
Deshalb achten Pflegefachpersonen:

- auf eine regelmäßige Nahrungszufuhr
- auf angemessene Portionen
- auf eine ausgewogene Ernährung
- auf eine Unterstützung bei der Nahrungsaufnahme

Weitere Maßnahmen, die die Aufnahme von Nahrung und Flüssigkeit fördern:

- Vorlieben und Abneigungen des Patienten kennen. Dabei ist die Biografiearbeit sehr hilfreich.
- Den Patienten bei der Zubereitung der Nahrung beteiligen.
- Feste Essenzeiten immer gleich lassen. Für einen festen Sitzplatz am Tisch oder im Speisesaal sorgen.
- Auf ruhige Atmosphäre beim Essen achten. Ablenkungen vermeiden.
- Den Tisch schön decken. Speisen ansprechend herrichten.
- Rituale einführen. Zum Beispiel: Gong zum Essen, Gebet oder Spruch zum Essen wie „Guten Appetit".
- Essstationen mit Fingerfood einrichten.
- Passende Hilfsmittel für die Aufnahme von Nahrung und Flüssigkeit bereitstellen. Zum Beispiel: geeignete Trinkgefäße, Besteck mit breiten Griffen.
- Hochkalorische Nahrungsmittel und besondere Nahrung wie Fresubin reichen.

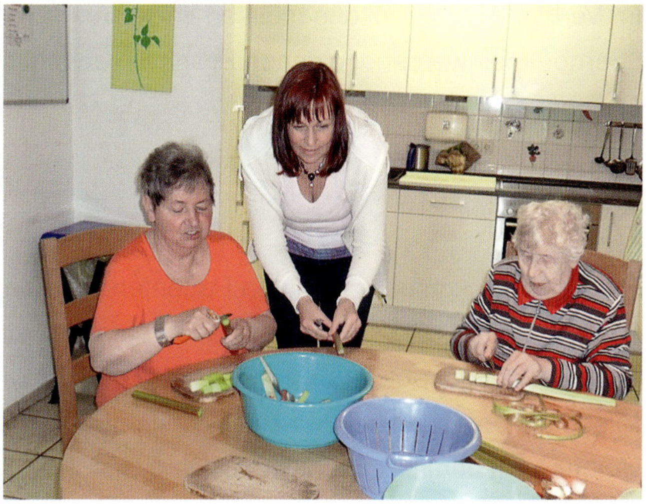

Abb. 6.10 Gemeinsames Kochen regt oft die Lust auf Essen an. [M322]

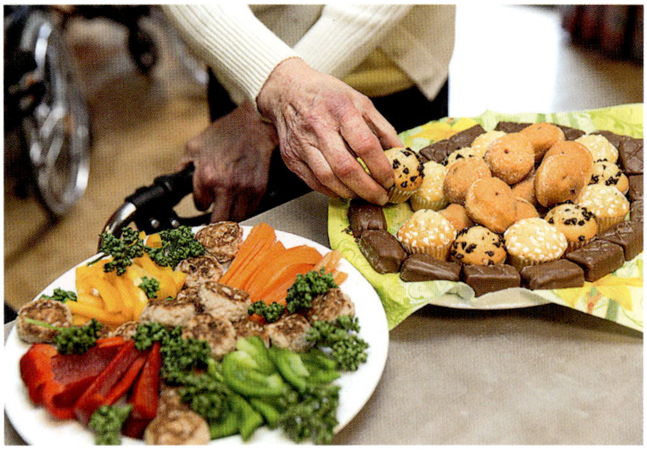

Abb. 6.11 Essstationen mit Fingerfood kommen bei Menschen mit Demenz gut an. [K157]

Wenn die orale Nahrungszufuhr nicht mehr ausreicht, dann muss die Entscheidung für eine *PEG-Anlage* getroffen werden. Es ist wichtig, bei jeder Entscheidung die Würde des Betroffenen zu berücksichtigen. Und die im Vorfeld formulierten Wünsche in einer Patientenverfügung.

Ausscheidung

Im Verlauf der Demenz tritt oft eine *Harninkontinenz* ein. Harninkontinenz bezeichnet die fehlende oder mangelnde Fähigkeit, den Urin zu halten und kontrolliert abzugeben. Diese Situation ist für alle belastend.
Toilettentraining oder *Kontinenztraining* kann die Inkontinenz hinauszögern.
Bei Bedarf werden geeignete Hilfsmittel eingesetzt. Zum Beispiel: Toilettenstuhl oder Inkontinenzvorlagen.

Weitere pflegerische Betreuung

Die weitere pflegerische Betreuung ist vom Krankheitsverlauf abhängig.
Im Verlauf der Erkrankung müssen immer mehr pflegerische Maßnahmen übernommen werden. Folgende Prophylaxen müssen durchgeführt werden: *Dekubitusprophylaxe*, *Soorprophylaxe* und *Parotitisprophylaxe*.

Beratung

Die Beratung richtet sich an den Patienten. Und an die Angehörigen.
Pflegfachpersonen beraten den Patienten aktiv und achtsam. Oft wird aus Scham nicht um Rat gefragt.
Pflegefachpersonen beraten Angehörige über die Krankheit. Sie beraten über den Umgang mit dem Betroffenen im Alltag. Und in konkreten Pflegesituationen.

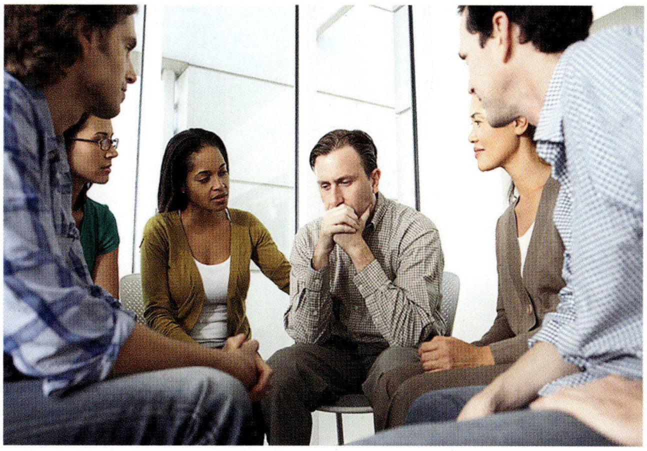

Abb. 6.12 In Gesprächskreisen und Selbsthilfegruppen finden betroffene Angehörige andere Menschen mit ähnlichen Problemen. [J787]

Wichtig ist außerdem die rechtzeitige Klärung rechtlicher Aspekte. Zum Beispiel: Patientenverfügung oder Betreuung.
Sowohl Menschen mit Demenz als auch ihre Angehörigen können an Gesprächskreisen und Selbsthilfegruppen teilnehmen.

7 Abkürzungen und Fachwörter

Hier finden Sie Erklärungen für wichtige Abkürzungen und Fachwörter aus diesem Buch. Beide Listen sind nach dem Alphabet geordnet.

Abkürzungen

Abkürzung	Bedeutung	Erklärung
%	Prozent	Prozent gibt den Anteil von etwas Ganzem an. Zum Beispiel: 50 Prozent bedeutet die Hälfte von etwas Ganzem.
cm	Zentimeter	Maßeinheit für Längenangaben. 1 cm ist ein Hundertstel Meter.
g	**G**ramm	Maßeinheit für Gewichte. 1 g ist ein Tausendstel Kilogramm.
HbA1c	Blutzuckerwert	Der HbA1c-Wert sagt in Prozent aus, wie viel Blutzucker sich an die roten Blutkörperchen gebunden hat. Er ist für Menschen mit Diabetes wichtig.
mg	**M**illi**g**ramm	Milligramm gibt an, wie schwer etwas ist. 1 mg ist ein Tausendstel Gramm.
mmHg	Millimeter-Quecksilbersäule	Eine Druckeinheit. Sie wird verwendet, um Druckangaben von Körperflüssigkeiten zu machen. Zum Beispiel beim Messen des Blutdrucks.
ml	**M**illi**l**iter	Maßangabe für Flüssigkeitsmengen. 1 ml ist ein Tausendstel Liter.
ZNS	**Z**entrales **N**erven**s**ystem	Die Nervenbahnen in Gehirn und Rückenmark

Fachwörter

Im Buch ist eine Auswahl von Fachwörtern zum Thema Neurologie fett gedruckt und gelb hinterlegt. Hier finden Sie die Erklärung zu diesen Fachwörtern.

A	
Akinese	Starke Bewegungsarmut: Bewegungen sind verlangsamt oder fehlen. Akinese ist typisch bei der Erkrankung Morbus Parkinson.
Analgesie	Schmerzempfindlichkeit wird aufgehoben, Schmerzlosigkeit
Anästhesie	1. Keine Empfindung von Sinnen. In der Neurologie ist die Anästhesie eine Sensibilitätsstörung. 2. Betäubung, Ausschaltung der Schmerzempfindung vor allem durch Narkose
Aphasie	Sprachstörung
Apoplex	Schlaganfall
Apraxie	Neurologische Störung. Bewegungen können nicht zielgerichtet ausgeführt werden.
Assoziationsfelder	Teile der Gehirnrinde. Aufgabe: Informationsverarbeitung von Sinneseindrücken.
B	
Balken	querverlaufendes Fasersystem im Gehirn
Biografie	Lebensgeschichte eines Menschen
Botenstoff	Botenstoffe sind chemische Substanzen im Körper. Sie werden gebraucht, um Informationen zwischen Zellen weiterzugeben. Botenstoffe im Körper sind zum Beispiel: Hormone und Neurotransmitter.
Bradykinese	Bewegungsablauf ist verlangsamt
Broca-Sprachzentrum	Teil des Gehirns. Ist für die Sprachsteuerung zuständig.
D	
Delirium tremens	Alkoholdelir. Bei Alkoholentzug treten neurologische Symptome auf. Zum Beispiel: Zittern, Halluzinationen, Schweiß oder Angstzustände.
diametral	entgegengesetzte Richtung
Dysästhesie	Störung der Empfindungen. Dazu zählen Hypästhesie, Hyperästhesie, Parästhesie und Anästhesie.
Dysathrie	Neurogene Sprachstörung. Die Wörter werden nicht richtig ausgesprochen. Der Patient spricht stockend und abgehackt.
Dystonie	Neurologische Bewegungsstörung. Unwillkürliche Kontraktionen der Muskeln führen zu wiederholten verdrehten Bewegungen.
H	
Halluzination	Sinnestäuschung, eine eingebildete Wahrnehmung. Der Mensch sieht, hört, fühlt oder riecht etwas, das es nicht gibt.
Hemisphäre	Gehirnhälfte
Hypalgesie	geringes Schmerzempfinden
Hypästhesie	Störung mit vermindertem Empfinden der Sinne
Hyperästhesie	Störung mit Überempfindlichkeit auf äußere Reize

H	
Hyperkinese	gesteigerte Beweglichkeit
Hyperpathie	übermäßige Schmerzempfindlichkeit
Hypokinese	Bewegungsarmut. Verminderung der willkürlichen und der unwillkürlichen Bewegungen.
I	
Impulskontrollstörung	Psychiatrisches Krankheitsbild. Der Patient handelt impulsiv. Die Selbstkontrolle ist eingeschränkt.
intra	innerhalb, in, hinein, zum Beispiel intrazerebral (innerhalb des Gehirns)
Ischämie	Minderdurchblutung
K	
Kältehyperästhesie	Überempfindlichkeit gegenüber Kälte
kognitives Defizit	mangelnde geistige Leistungsfähigkeit
N	
Neglect	Störung der Aufmerksamkeit durch neurologische Schädigungen. Der Patient kann eine Körperhälfte nicht mehr wahrnehmen.
Neuralgie	Nervenschmerz
neurodegenerativ	Verlust von Nervenzellen
Neuron	Nervenzelle
Neurotransmitter	Chemische Botenstoffe. Sie befinden sich zwischen den Nervenzellen.
Nystagmus	unkontrollierte Augenbewegungen
P	
Parästhesie	abnorme Empfindung ohne erkennbaren Reiz
Parasympathikus	Teil des vegetativen Nervensystems. Der Parasympathikus sorgt für Entspannung und Erholung von Organfunktionen. Gegenspieler: Sympathikus.
Parenchymblutung	Blutung im Hirngewebe
peripheres Nervensystem	Teil des Nervensystems, welches nicht Gehirn und Rückenmark beinhaltet. Also alle Nerven, die das Gehirn und Rückenmark verlassen und zu Muskeln und Organsystemen führen.
R	
Rigor	Muskelsteifheit
Reiz	Bezeichnung für etwas, das von außen kommt und eine Reaktion hervorruft. Ein Reiz kann zum Beispiel sein: optisch, akustisch, thermisch.
Risus sardonicus	Die Gesichtsmuskulatur ist verkrampft. Der Patient grinst verzerrt.
S	
Sinus(venen)-thrombose	Verschluss eines der großen Blutgefäße im Gehirn (Sinus oder Sinusnerven genannt) durch einen Thrombus
subarachnoidal	zwischen den Hirnhäuten
Substantia nigra	Teil im Mittelhirn. Ist wichtig bei der Umsetzung von Bewegung.
Sympathikus	Teil des vegetativen Nervensystems. Der Sympathikus aktiviert die Körperfunktionen zur Leistungssteigerung. Gegenspieler: Parasympathikus.

T	
Thermanästhesie	fehlendes Empfinden der Temperatur
Thermhypästhesie	vermindertes Empfinden der Temperatur
Tremor	Zittern
Trismus	Schmerzhafte Erkrankung der Kiefermuskulatur. Die Kiefermuskeln sind verkrampft.
V	
Vigilanz	Wachheit, dauerhafte Aufmerksamkeit
W	
Wärmehyperästhesie	Überempfindlichkeit gegenüber Wärme
Z	
Zentrales **N**erven **S**ystem (kurz ZNS)	zum Zentralen Nervensystem gehören Gehirn und Rückenmark
zerebral	das Gehirn betreffend

Verwendete Literatur

Bender, A., Keller, C. (2021). Pflege von Menschen mit Erkrankungen des Nervensystems. In C. Keller, *PFLEGEN. Gesundheits-und Krankheitslehre* (S. 465–540). München: Elsevier GmbH.

Larkamp, M. (2022). Kommunikation. In G. P. Bartoszek, *PFLEGEN. Grundlagen und Interventionen* (S. 537–556). München: Elsevier GmbH.

Menche, N. D., Guzek, B. D., Lambertz, C., & Raichle, G. (2021). Nervensystem. In N. Menche, *PFLEGEN. Biologie. Anatomie. Physiologie* (S. 309–340). München: Elsevier GmbH.

Radatz, A. (2022). Bewusstsein und Verhalten. In G. P. Bartoszek, *PFLEGEN. Grundlagen und Interventionen* (S. 581–610). München: Elsevier GmbH.

Abbildungsnachweis

Hinter den Texten zu den Abbildungen steht eine Angabe in eckigen Klammern. Zum Beispiel [L190]. Diese Angabe nennt den Urheber der Abbildung.

E288	Forbes, C./Jackson, W.: Color Atlas and Text of Clinical Medicine, 3rd ed., Mosby, 2003
F210-010	Teasdale, G./Jennett, B.: ASSESSMENT OF COMA AND IMPAIRED CONSCIOUSNESS - A Practical Scale. In: The Lancet. Volume 304, Issue 7872, Pages 81-84. Elsevier, July 1974.
G051	Clayton, B. D., Stock, Y. N. & Cooper, S.: Basic Pharmacology for Nurses, 15th edition 2010, Mosby
J787	Colourbox.com
J787-103	Colourbox.com/Aleksandr Korchagin
J787-121	Colourbox.com / Yanik88
K115	Andreas Walle, Hamburg
K157	Werner Krüper, Steinhagen
K183	Eckhard Weimer, Würselen
K313	Stefan Vavra, München
L138	Martha Kosthorst, Borken
L141	Stefan Elsberger, Planegg
L143	Heike Hübner, Berlin
L157	Susanne Adler, Lübeck
L190	Gerda Raichle, Ulm
L215	Sabine Weinert-Spieß, Neu-Ulm
L231	Stefan Dangl, München
L255	Irina Kart, Berlin
L264	Claudia Flüss, München
L271	Matthias Korff, München
M205	Peter Nydahl, Kiel
M239	Gabriele Bartoszek, Essen
M322	Kai Gold, Ibbenbüren
M481	Dr. V. Peschke, Therapiezentrum Burgau
O495	P. Seiderer, München
O1082	Andrea Ispan, München
P669	Verena Elsner
T127	Prof. Dr. med. Dr. h.c. Peter C. Scriba, München
V170-1	Medtronic GmbH, Meerbusch
V143	Thomas Hilfen für Behinderte GmbH & Co. Medico KG, Bremervörde
V384	Wehrfritz GmbH, Bad Rodach
V492	abavo GmbH, Buchloe
V886	Vitility International B. V., Gilze (NL)
V914	Doro AB, Malmö (S)
V915	FGMD GmbH, Mittweida
W905-001	AMSEL e.V., Landesverband der DMSG in Baden-Württemberg

Stichwörter

Hier finden Sie wichtige Stichwörter aus dem Buch in alphabetischer Reihenfolge. Die Stichwörter können Sie auf den angegebenen Seitenzahlen nachschlagen.

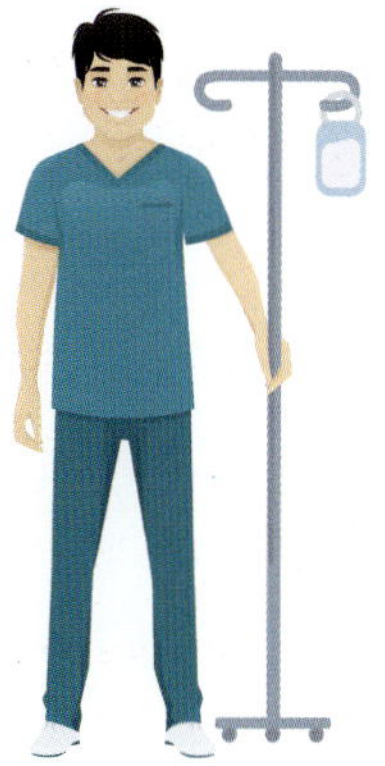